ARBEITSBUCH FÜR HEILPRAKTIKER

Nebenfächer

Systematische Lernraster für die Fachbereiche

- Neurologie
- Psychiatrie
- Augenheilkunde
- HNO

- Orthopädie
- Dermatologie
- Gynäkologie

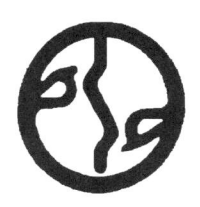

Dr. Dr. Hartmut Hildebrand
HP Damir Lovric
HP Horst Müller

Kreativität & Wissen

2003

Die Erkenntnisse der Medizin unterliegen laufendem Wandel: neue Diagnosemethoden, neue Forschungsergeb-
nisse und neue klinische Erfahrungen erweitern ständig unser medizinisches Wissen. Dies mögen unsere Leser
bedenken, wenn sie im medizinischen Bereich tätig sind und Verantwortung für Patienten übernehmen.
Wir haben große Sorgfalt darauf verwandt, dass unsere Angaben dem aktuellen Wissensstand bei Fertigstellung
des Werkes entsprechen. Wir bitten unsere Leser, uns alle etwa auffallenden Ungenauigkeiten mitzuteilen.
Korrekturhinweise, Verbesserungsvorschläge und Ergänzungen sind willkommen!
Anschrift des Herausgebers:
Kreativität & Wissen, z. Hd. Dr. Dr. Hildebrand, Friedrichstr. 11, 74372 Sersheim

Geschützte Warennamen (Warenzeichen) sind nicht immer besonders kenntlich gemacht. Fehlt der Vermerk ®,
so kann daraus nicht geschlossen werden, dass es sich um einen freien Warennamen handele.

DANKSAGUNG
Für konstruktive Kritik bedanken wir uns bei den vielen ausgezeichneten Dozenten von "Team Dr. Dr. Hildebrand", bei unseren zahlreichen Schülern und bei den Teilnehmern unserer Pauk-, Intensiv- und Prüfungsvorbe-
reitungskurse.

1. Auflage 2003

ISBN 3-931865-47-9

Petra Hildebrand, Verlag **Kreativität & Wissen**, Sersheim

Ihr Weg zum Erfolg: Bücher und Karteikarten von **Kreativität & Wissen**

Unser Verlag ist auf Bücher für die **Ausbildung zum Heilpraktiker** und auf Bücher und Karteikarten zur **Vorbereitung auf die amtsärztliche Überprüfung für Heilpraktiker** spezialisiert.

Bitte fordern Sie unseren Gesamtprospekt an!
Wir informieren Sie laufend über unsere Neuerscheinungen!

Petra Hildebrand
Verlag **Kreativität & Wissen**
Friedrichstr. 11
D-74372 Sersheim
Tel.: 07042-830286 Fax: 07042-830287

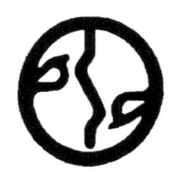

Bestellung

1. Über den Buchhandel (Standardbuchnummer **ISBN 3-931865-47-9**)
2. Schriftliche Bestellung direkt beim Verlag mit **Einzugsermächtigung** zur einmaligen Abbuchung des Betrages von z.Zt. **27.- Euro** (Bank, Bankleitzahl, Kontonummer) an:
   - **Kreativität & Wissen**, Friedrichstr. 11, 74372 Sersheim),
   - Fax: 07042 830287,
   - e-mail: buch@kreawiverlag.de
3. Internet (online-bookshop): www.kreawiverlag.de
4. Bei Nachnahmeversand: zuzüglich 6.- Euro.

Achtung:
Die vollständige deutliche Absenderangabe ist unbedingt erforderlich.
Die Bücher werden in der Regel jährlich aktualisiert.
Bitte erkundigen Sie sich ggf. nach den aktuellen Preisen (Tel.: 07042-830286).

Vorwort und Gebrauchsanleitung

Beim Lernen eines komplexen Fachgebietes wie der Pathologie mit ihren unzähligen Krankheiten, Symptomen und Syndromen kommt es allzu häufig vor, dass man sich in der Vielzahl der Fakten nicht mehr zurechtfindet. In zahlreichen Gesprächen mit unseren Kurs- und Seminarteilnehmern wurde uns immer wieder geklagt, dass es gerade für Anfänger oft sehr schwierig sei, in Medizin-Lehrbüchern den „roten Faden" zu erkennen. Aus langjähriger Erfahrung als Dozenten kennen wir die Stolpersteine des medizinischen Lehrstoffes nur zu gut. Die Materie wird wenig effektiv erarbeitet, indem umfangreiche Texte einfach immer wieder gelesen werden. Vielmehr gilt es die Texte zu strukturieren und zu systematisieren. Aktive Auseinandersetzung mit den Texten (Fragen stellen und Antworten selbstständig erarbeiten), wie auch die ständige Reproduktion des Gelernten (immer wieder aktiv aufsagen) sind weitere Voraussetzungen für ein dauerhaftes Abspeichern des zu lernenden Stoffes. Genau das soll durch dieses Arbeitsbuch erleichtert werden.

Das besondere Augenmerk liegt auf einer klar ersichtlichen, systematischen und konsequenten „Rasterung" der verschiedenen Krankheitsgebiete. Die vorliegenden „kreawi-Lernraster" möchten Ihnen helfen, Überblick und Orientierung zu gewinnen. Als Leitfaden sollen sie durch das umfangreiche Gebiet führen. Die übersichtliche Gliederung der Erkrankungen - die durch verschiedene Gliederungsebenen von den Krankheitsgruppen bis teilweise hin zu den Leitsymptomen einzelner Erkrankungen „heruntergebrochen" werden - erleichtert die Erarbeitung und Aufnahme detaillierter Informationen durch sichere Zuordnung in die bestehende Systematik.

Die Gliederung entspricht unserem Lehrbuch (die an wenigen Stellen auftretenden Abweichungen, insbesondere in den Kapiteln Psychiatrie und Orthopädie, kommen durch die zeitversetzten „Aktualisierungen" zustande und werden bei der jeweils folgenden Überarbeitung wieder einander angeglichen).

Mit den Rastern als Orientierungshilfe können die Einzelheiten im ausführlichen Lehrbuch leichter eingeordnet werden, ohne jemals den Überblick zu verlieren. Die leeren Seiten bieten Platz für eigene Notizen. Hier empfehlen wir, selbstständig die Essenz des Lehrbuchtextes entlang der dargestellten Raster herauszuarbeiten, quasi das Fleisch auf die Knochen zu setzen.

Die kreawi-Arbeitsbücher (das Arbeitsbuch zur Inneren Medizin ist in Arbeit) sind unseres Wissens der erste Versuch, die komplette Pathologie systematisch und konsequent in Rastern darzustellen. Wir hoffen, damit eine Lücke geschlossen und Ihnen eine wertvolle Lernhilfe an die Hand gegeben zu haben.

Die Autoren

Gliederungsebenen

Ebene	Formulare		
I			
II			
III			
IV			
V			

Inhaltsverzeichnis

Neurologie

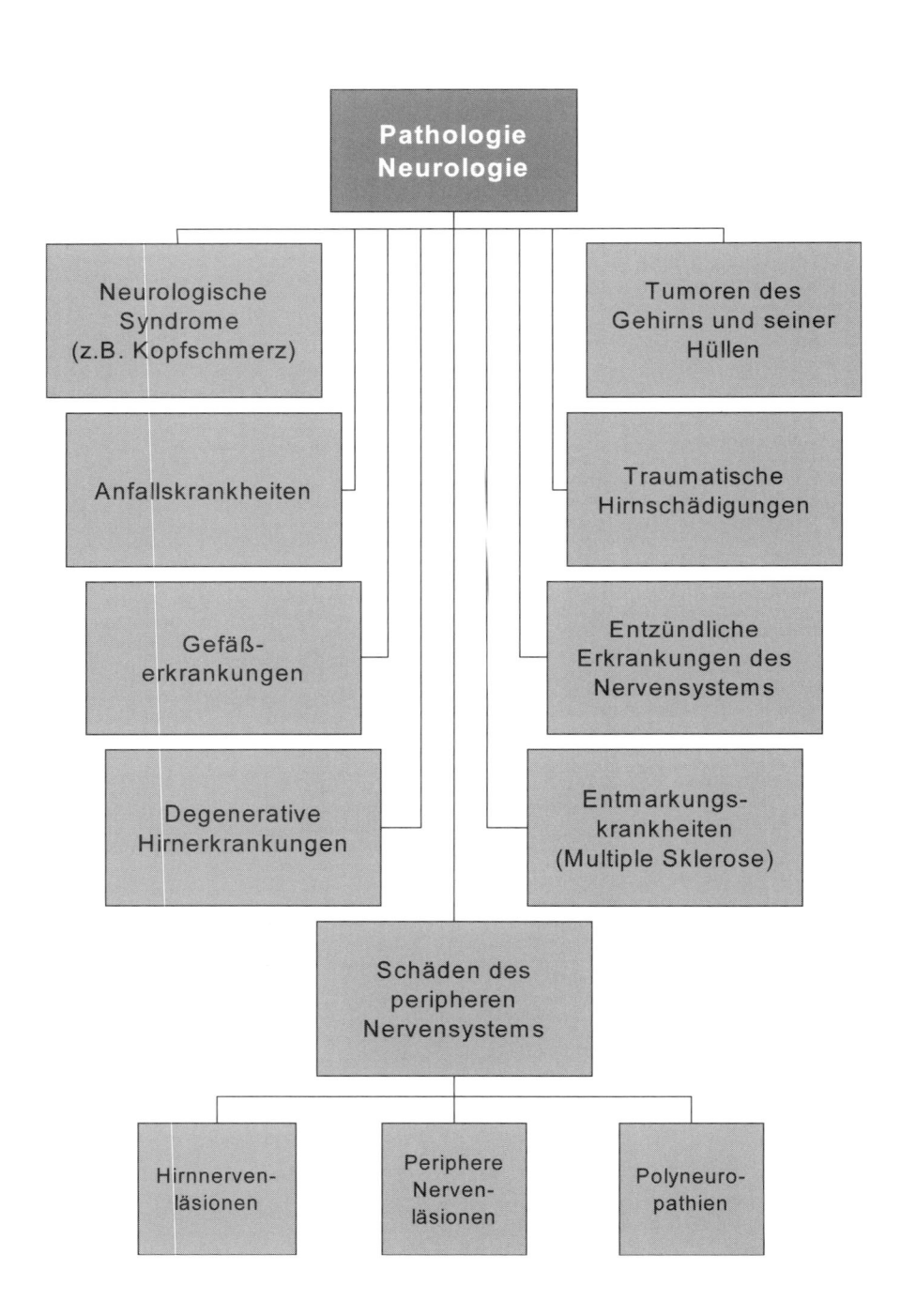

Pathologie Neurologie

- Neurologische Syndrome (z.B. Kopfschmerz)
- Tumoren des Gehirns und seiner Hüllen
- Anfallskrankheiten
- Traumatische Hirnschädigungen
- Gefäßerkrankungen
- Entzündliche Erkrankungen des Nervensystems
- Degenerative Hirnerkrankungen
- Entmarkungskrankheiten (Multiple Sklerose)
- Schäden des peripheren Nervensystems
  - Hirnnervenläsionen
  - Periphere Nervenläsionen
  - Polyneuropathien

Pathologie - Neurologie

Neurologische Syndrome (z.B. Kopfschmerz)

Anfallskrankheiten

Epilepsie
Gelegenheitskrämpfe
Nicht-epileptische Anfälle

Gefäßerkrankungen

Zerebrale Durchblutungsstörungen
Intrakranielle Blutungen

Degenerative Hirnerkrankungen

Diffuse hirnatrophische Prozesse	Systematrophien
Demenz vom Alzheimer Typ	Basalganglien
	Großhirnrinde

Schäden des peripheren Nervensystems

Hirnnervenläsionen
Periphere Nervenläsionen
Polyneuropathien

Entmarkungskrankheiten

Multiple Sklerose

Entzündliche Erkrankungen des Nervensystems

Meningitiden / Enzephalitiden
Neurolues

Traumatische Hirnschädigungen

Commotio cerebri
Contusio cerebri
Compressio cerebri

Tumoren des Gehirns und seiner Hüllen

4

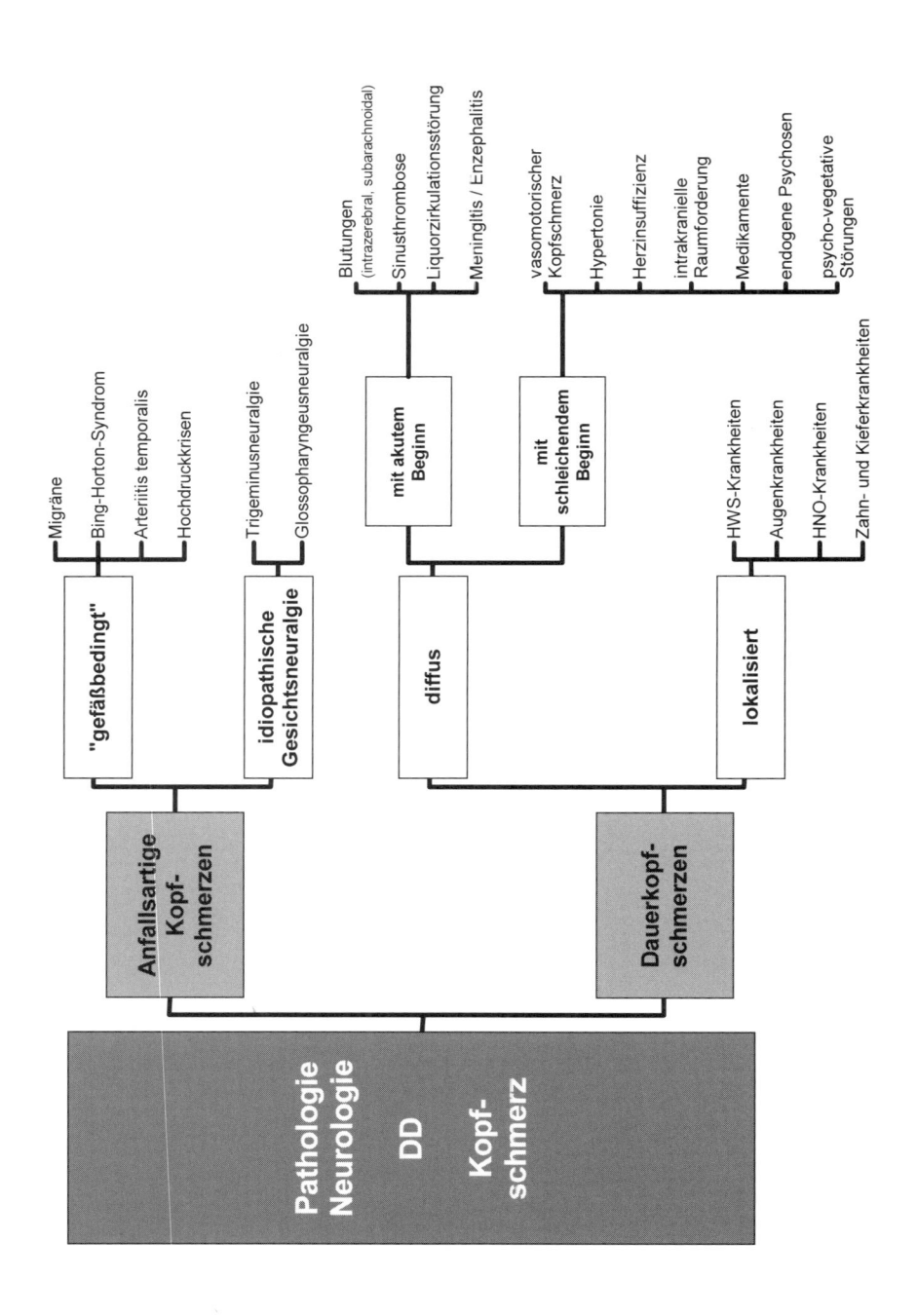

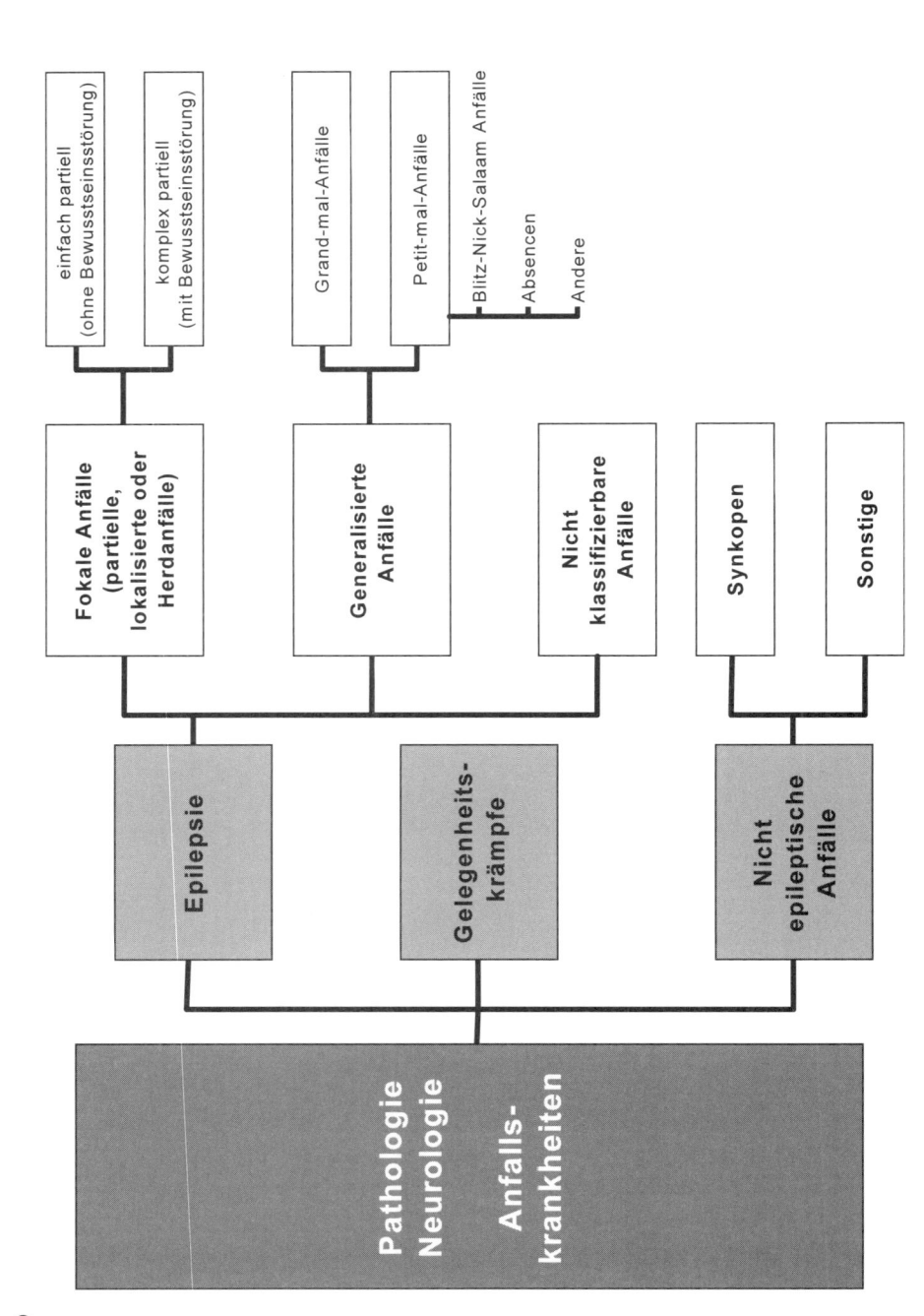

Pathologie - Neurologie
Anfallskrankheiten - Epilepsie - Ätiologie

Endogene Ursachen
- genuine oder kryptogene Epilepsien
- ohne fassbare Ursache bzw. ohne morphologisches Substrat
- meist altersgebunden
- familiäre Häufung
- erbliche Disposition
- 40 - 50% der Fälle

Exogene Ursachen
- symptomatische Epilepsien (fassbare Ursachen)
- eher fokale Anfälle
- frühkindliche Hirnschäden
- raumfordernde Prozesse (Tumoren, Blutungen, Fehlbildungen)
- Hirntraumen
- Infektionen
- hirnatrophische Prozesse
- Intoxikationen (Drogen, Alkohol, Alkoholentzug)
- metabolische Störungen (Hypo-, Hyperglykämie, Urämie, Phenylketonurie)
- Schwangerschaft (Eklampsie)

Auslösende Faktoren
- Schlafentzug
- Alkoholgenuss
- Medikamente
- abrupte Änderung der antikonvulsiven Medikation
- hohes Fieber
- rhythmischer Lärm
- Flackerlicht
- psychogene Faktoren

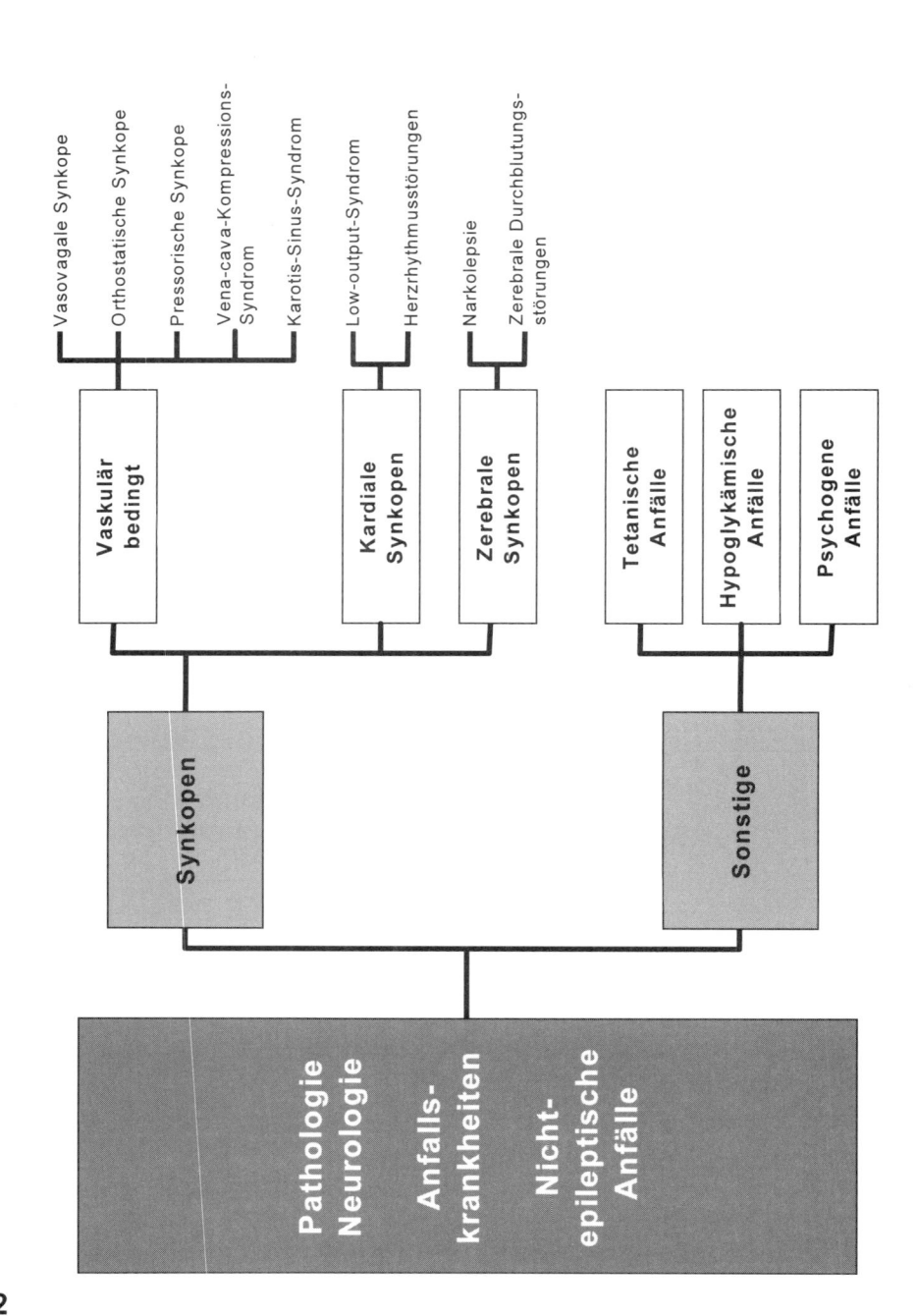

12

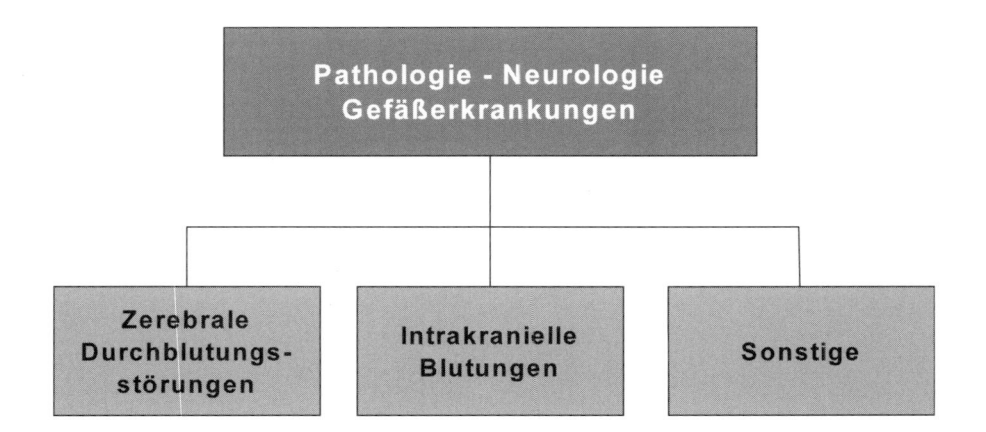

Pathologie - Neurologie
Gefäßerkrankungen

Zerebrale Durchblutungsstörungen

Intrakranielle Blutungen

Sonstige

Pathologie - Neurologie
Gefäßerkrankungen - Formen

Zerebrale Durchblutungs- störungen

- TIA (Transitorische ischämische Attacke)
- PRIND (Prolongiertes reversibles ischämisches neurologisches Defizit)
- Hirninfarkt

Intrakranielle Blutungen

- Epiduralblutung
- Subduralblutung
- Subarachnoidalblutung
- Intrazerebrale Blutung

Sonstige

- Sinusvenenthrombose
- Subclavian steal syndrome

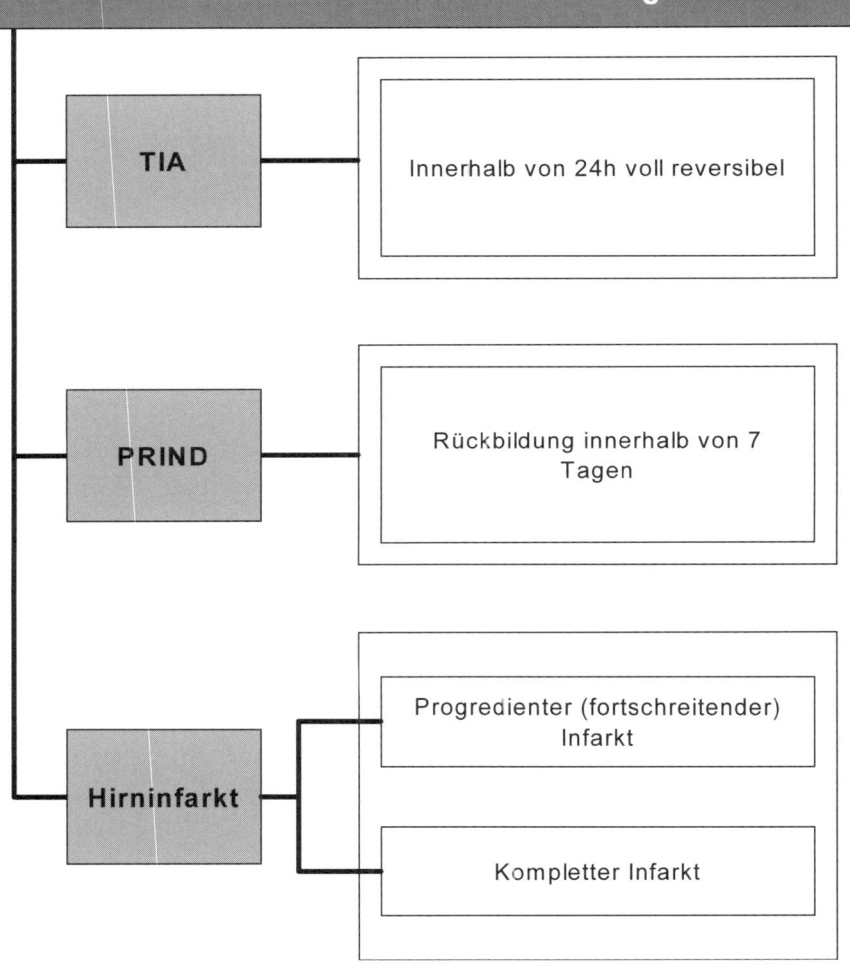

Pathologie - Neurologie
Gefäßerkrankungen
Zerebrale Durchblutungsstörungen
Klinische / zeitliche Einteilung

TIA — Innerhalb von 24h voll reversibel

PRIND — Rückbildung innerhalb von 7 Tagen

Hirninfarkt — Progredienter (fortschreitender) Infarkt

Kompletter Infarkt

18

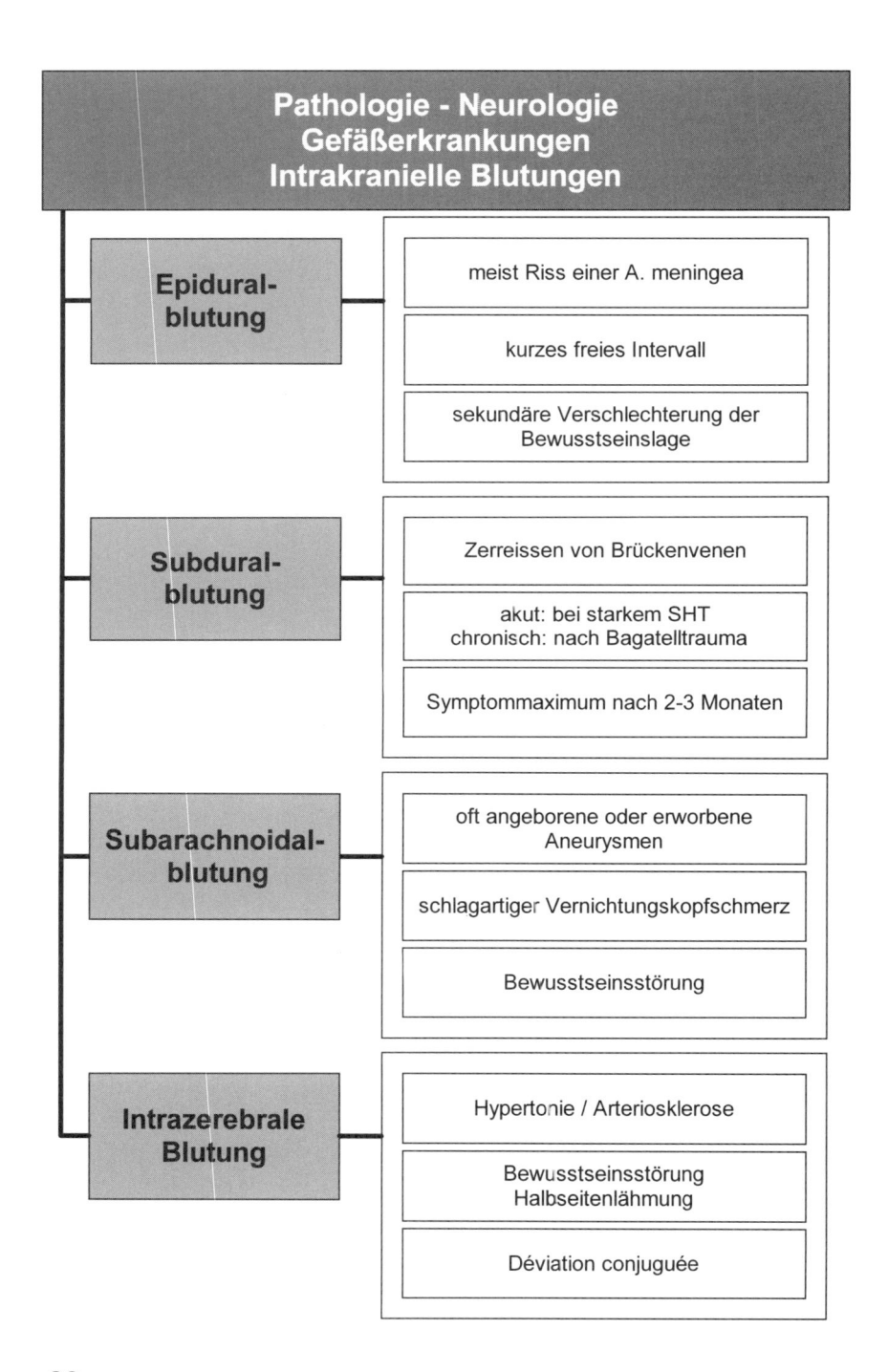

Pathologie - Neurologie
Gefäßerkrankungen
Intrakranielle Blutungen

Epidural-blutung
- meist Riss einer A. meningea
- kurzes freies Intervall
- sekundäre Verschlechterung der Bewusstseinslage

Subdural-blutung
- Zerreissen von Brückenvenen
- akut: bei starkem SHT chronisch: nach Bagatelltrauma
- Symptommaximum nach 2-3 Monaten

Subarachnoidal-blutung
- oft angeborene oder erworbene Aneurysmen
- schlagartiger Vernichtungskopfschmerz
- Bewusstseinsstörung

Intrazerebrale Blutung
- Hypertonie / Arteriosklerose
- Bewusstseinsstörung Halbseitenlähmung
- Déviation conjuguée

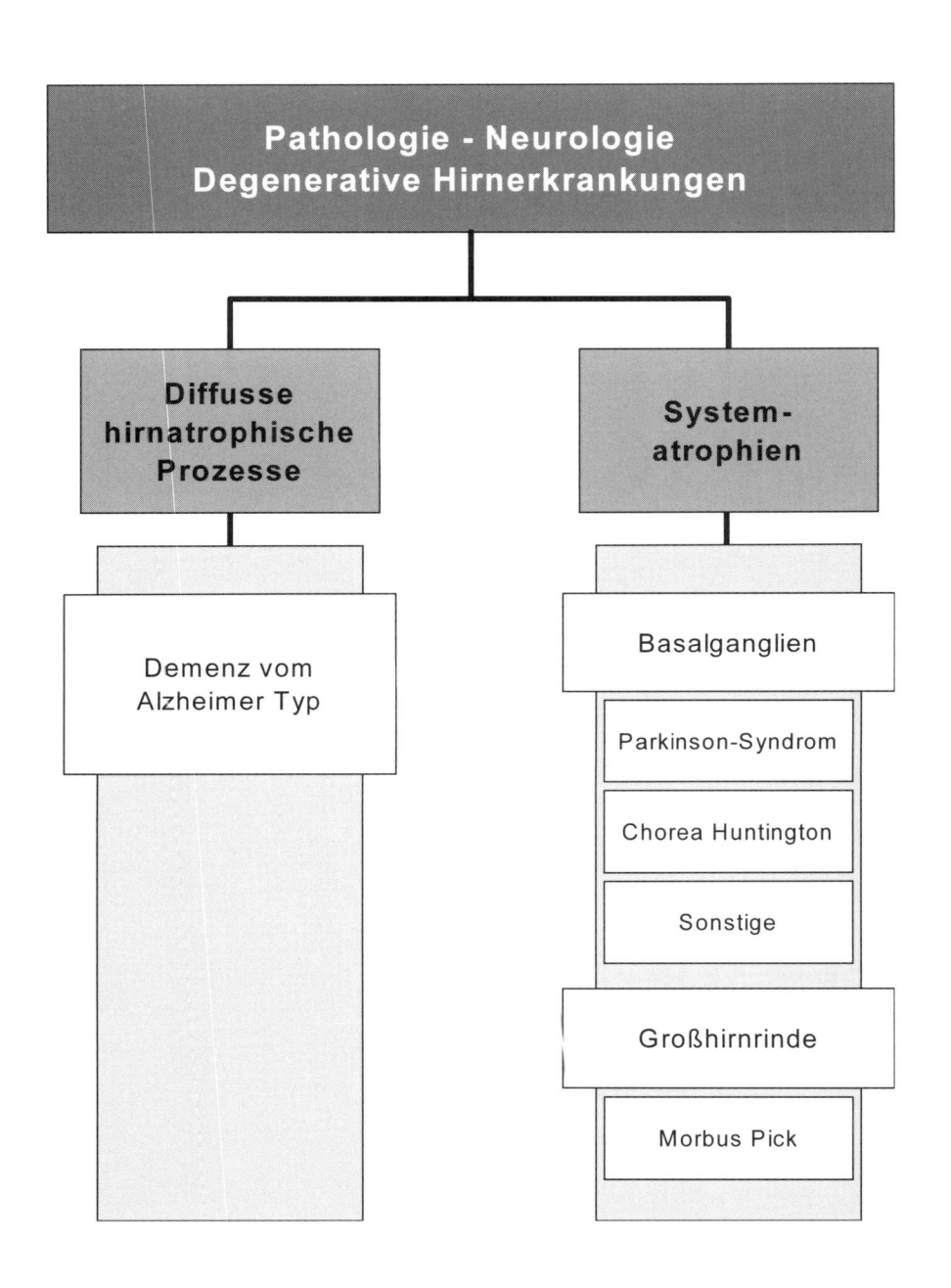

Pathologie - Neurologie
Degenerative Hirnerkrankungen

Diffusse hirnatrophische Prozesse

Demenz vom Alzheimer Typ

System-atrophien

Basalganglien

Parkinson-Syndrom

Chorea Huntington

Sonstige

Großhirnrinde

Morbus Pick

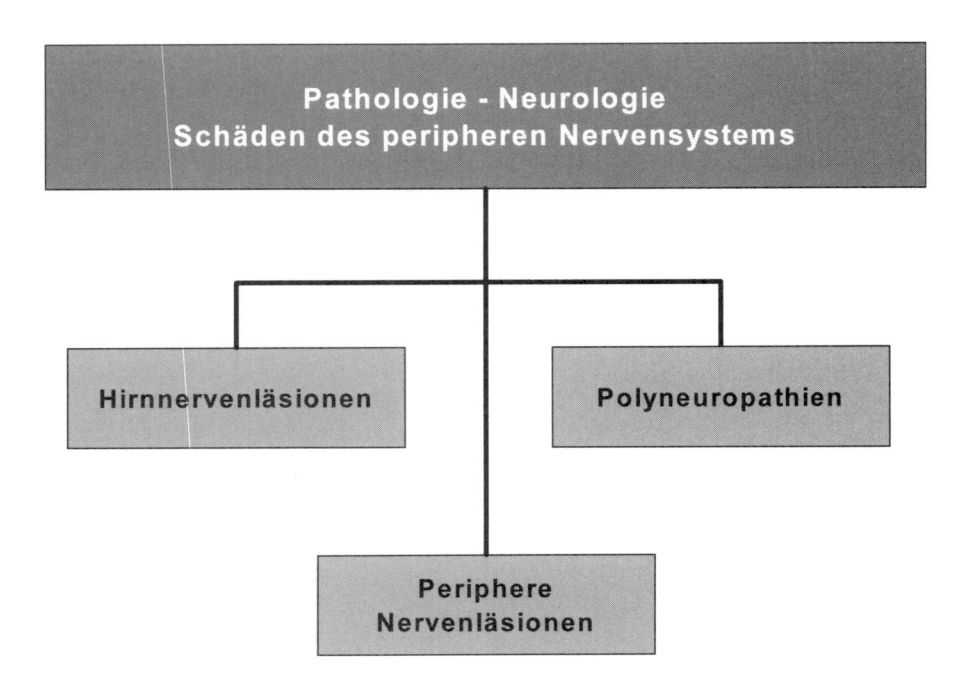

Pathologie - Neurologie
Schäden des peripheren Nervensystems

Hirnnervenläsionen

Polyneuropathien

Periphere Nervenläsionen

Pathologie Neurologie
Schäden des peripheren Nervensystems

Hirnnervenläsionen

- I. N. olfactorius
- II. N. opticus
- III. N. oculomotorius
- IV. N. trochlearis
- V. N. trigeminus
- VI. N. abducens
- VII. N. facialis
- VIII. N. vestibulocochlearis
- IX. N. glossopharyngeus
- X. N. vagus
- XI. N. accessorius
- XII. N. hypoglossus

Periphere Nervenläsionen

- Obere Extremität
- Untere Extremität

Polyneuropathien

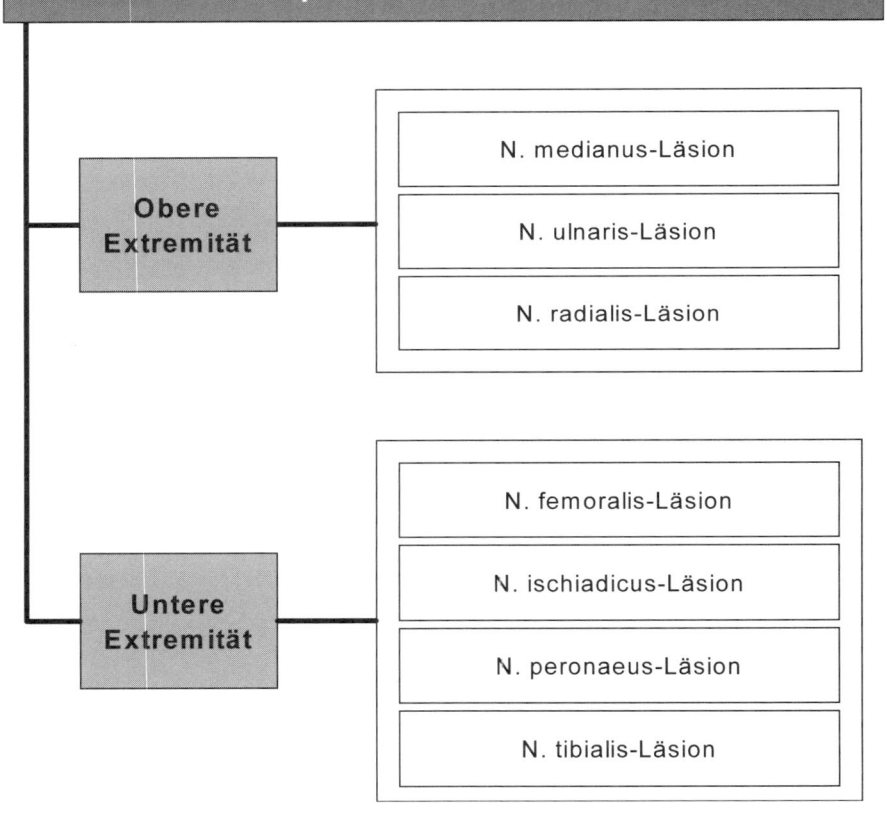

**Pathologie Neurologie
Schäden des peripheren Nervensystems
Periphere Nervenläsionen**

Obere Extremität

N. medianus-Läsion

N. ulnaris-Läsion

N. radialis-Läsion

Untere Extremität

N. femoralis-Läsion

N. ischiadicus-Läsion

N. peronaeus-Läsion

N. tibialis-Läsion

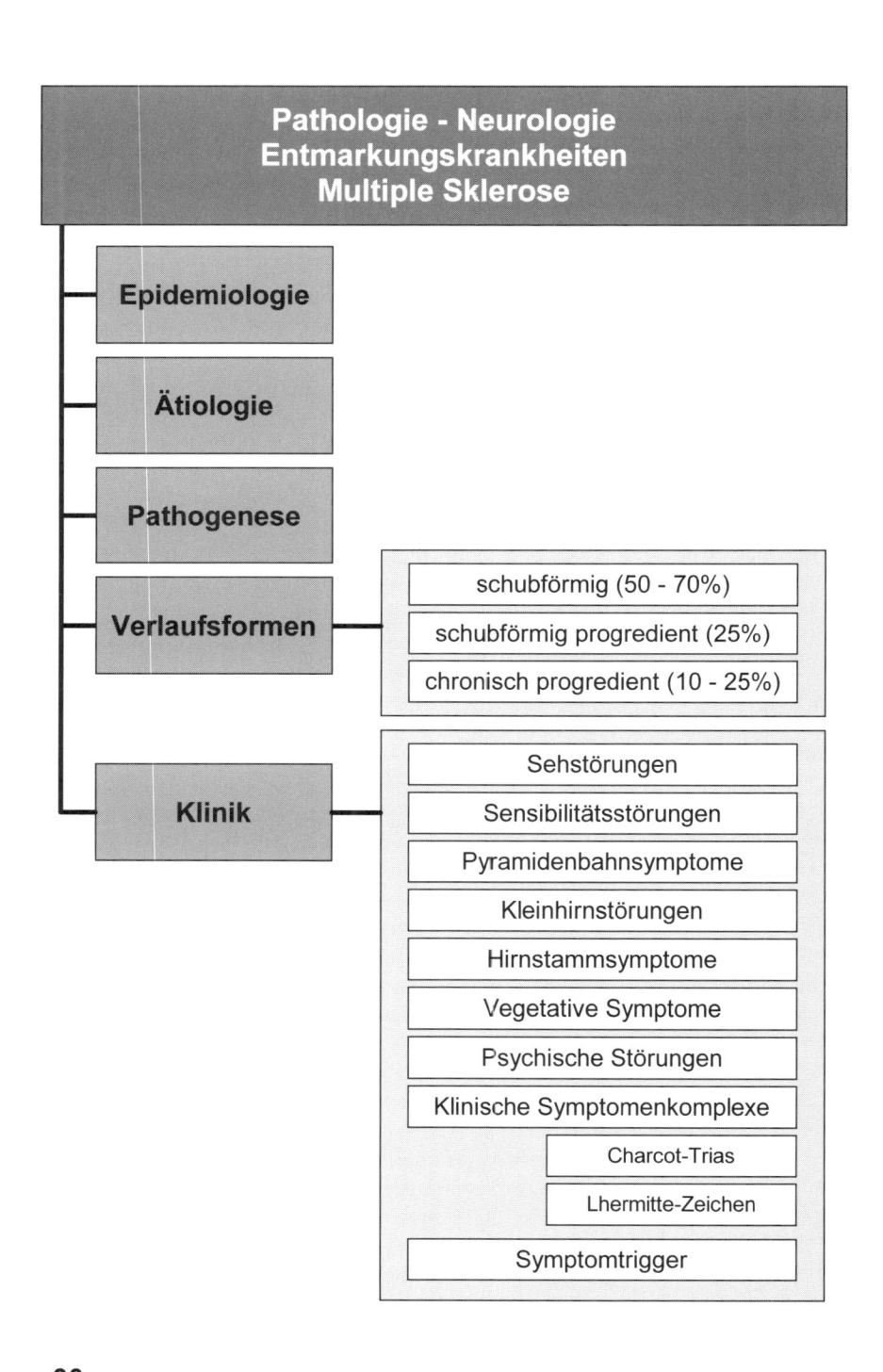

Pathologie - Neurologie
Entmarkungskrankheiten
Multiple Sklerose

- Epidemiologie
- Ätiologie
- Pathogenese
- Verlaufsformen
  - schubförmig (50 - 70%)
  - schubförmig progredient (25%)
  - chronisch progredient (10 - 25%)
- Klinik
  - Sehstörungen
  - Sensibilitätsstörungen
  - Pyramidenbahnsymptome
  - Kleinhirnstörungen
  - Hirnstammsymptome
  - Vegetative Symptome
  - Psychische Störungen
  - Klinische Symptomenkomplexe
    - Charcot-Trias
    - Lhermitte-Zeichen
  - Symptomtrigger

Pathologie Neurologie
Entzündliche Erkrankungen des Nervensystems

- **Meningitiden Enzephalitiden**
- **Neurolues**
  - Lues cerebrospinalis
  - Tabes dorsalis
  - Progressive paralyse

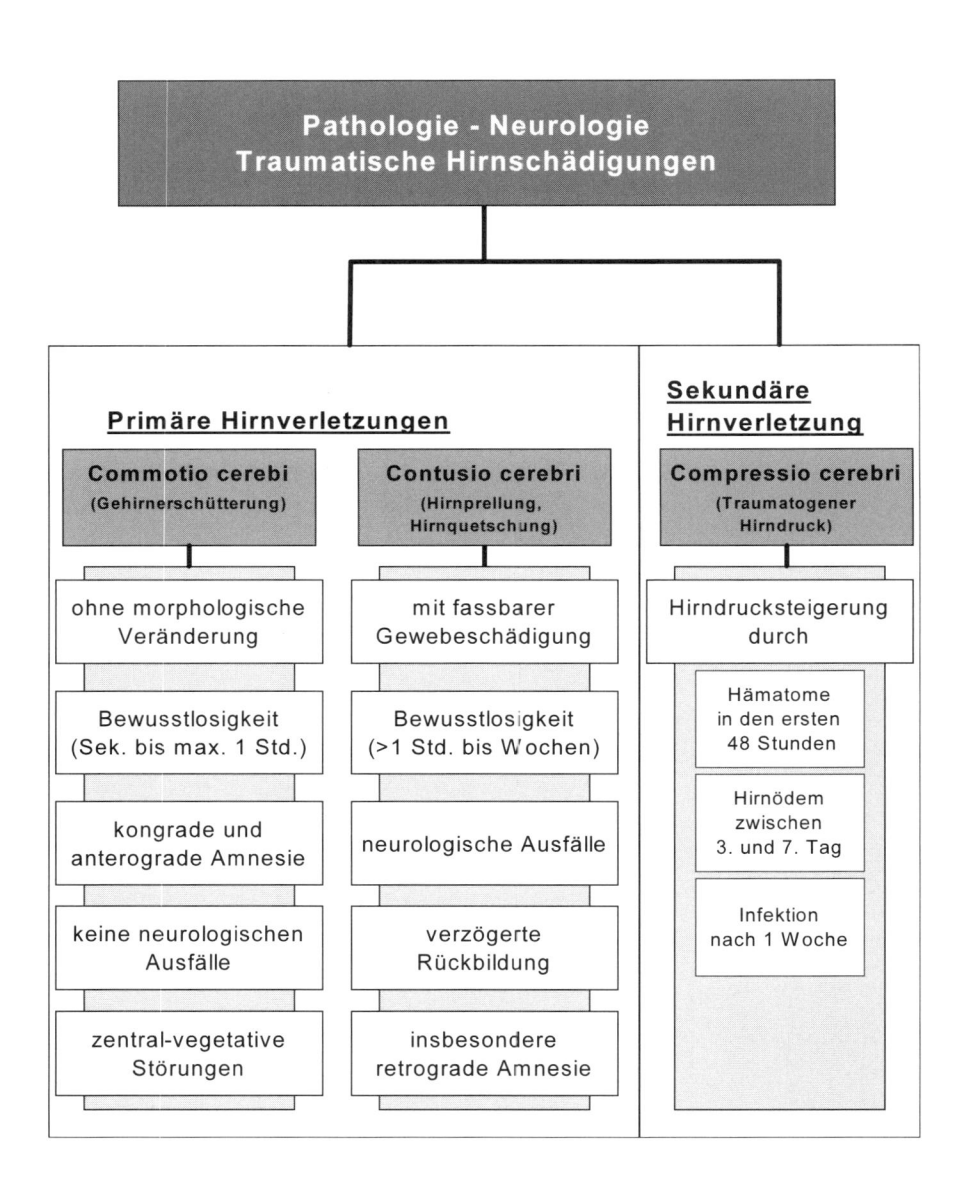

Pathologie - Neurologie
Traumatische Hirnschädigungen

Primäre Hirnverletzungen

Sekundäre Hirnverletzung

Commotio cerebi
(Gehirnerschütterung)

Contusio cerebri
(Hirnprellung, Hirnquetschung)

Compressio cerebri
(Traumatogener Hirndruck)

| ohne morphologische Veränderung | mit fassbarer Gewebeschädigung | Hirndrucksteigerung durch |

Bewusstlosigkeit (Sek. bis max. 1 Std.)

Bewusstlosigkeit (>1 Std. bis Wochen)

Hämatome in den ersten 48 Stunden

kongrade und anterograde Amnesie

neurologische Ausfälle

Hirnödem zwischen 3. und 7. Tag

keine neurologischen Ausfälle

verzögerte Rückbildung

Infektion nach 1 Woche

zentral-vegetative Störungen

insbesondere retrograde Amnesie

Psychiatrie

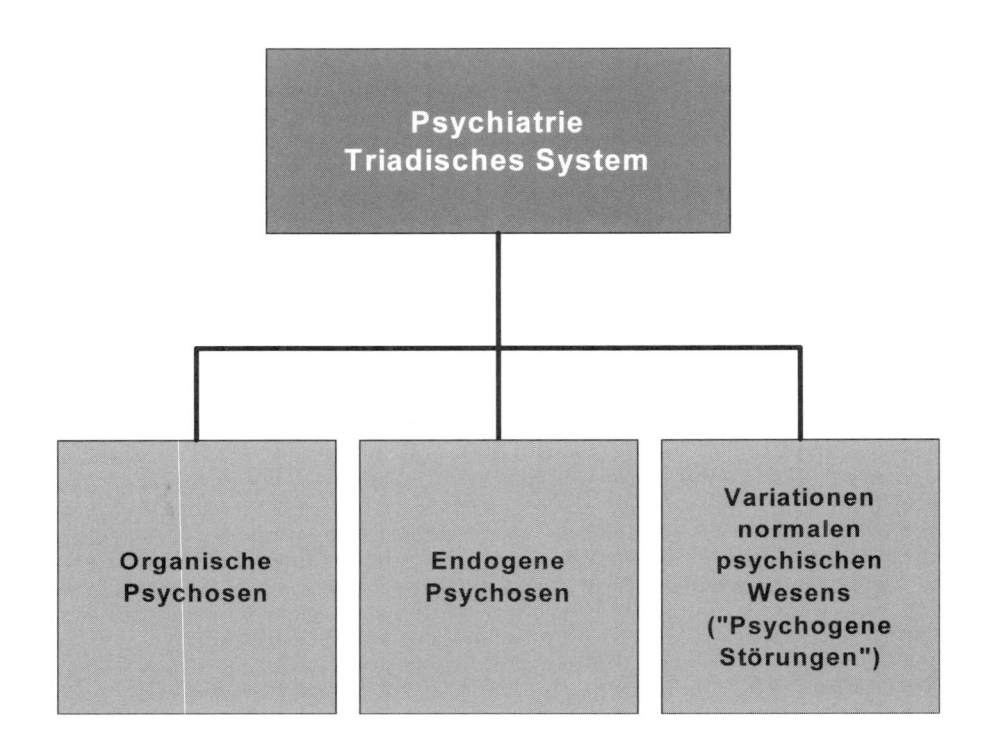

Psychiatrie - Triadisches System

Organische Psychosen

Akute organische Psychosen

mit Bewusstseinsstörung

quantitativ

qualitativ

ohne Bewusstseinsstörung
(Durchgangssyndrome)

Affektives DS

Amnestisches DS (Korsakow)

Produktives DS

Chronische organische Psychosen

Chronisches pseudoneurasthenisches
Syndrom

Organische Persönlichkeitsveränderung

Demenzen
(z.B. vom Alzheimer Typ)

Endogene Psychosen

Schizophrenien

Affektive Psychosen (Zyklothymien)

Endogene Depression

Manisch-depressive Störung

Endogene Manie

Variationen normalen psychischen Wesens ("Psychogene Störungen")

Reaktionen

Persönlichkeitsstörungen

Paranoide Ps

Schizoide Ps

Sensitive (selbstunsichere) Ps

Anankastische (zwanghafte) Ps

Depressive Ps

Dissoziale Ps

Borderline Ps

Histrionische Ps

Andere

Neurotische Störungen

psychische Symptomatik

Angststörungen

Zwangsstörungen

Neurotische Depression

psychische u. körperliche Symptomatik

Anorexia nervosa

Bulimia nervosa

Neurasthenie

körperliche Symptomatik

Dissoziative Störungen

Somatoforme Störungen

Verhaltensauffälligkeiten und -störungen

Abhängigkeit

Suizidalität

40

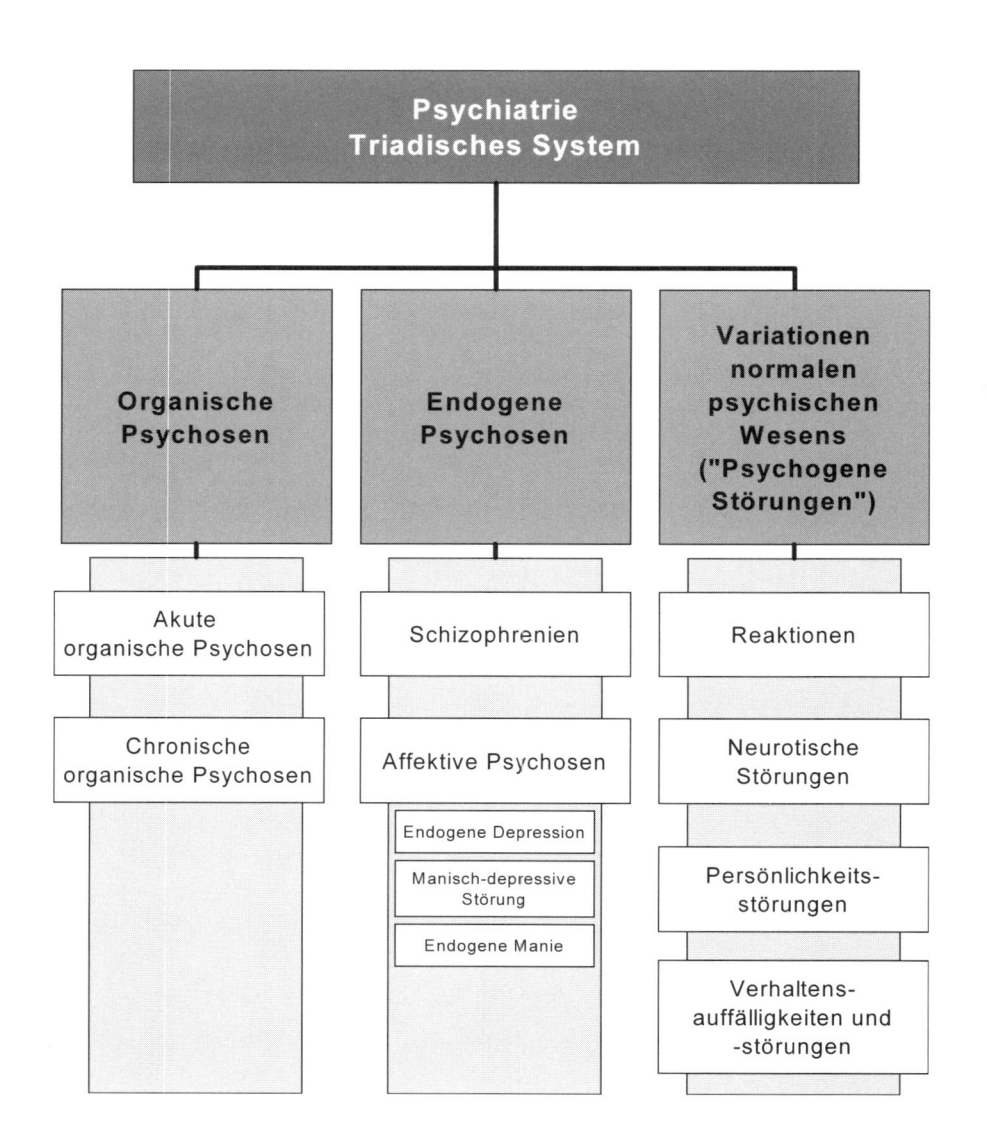

Psychiatrie
Triadisches System

Organische Psychosen

Endogene Psychosen

Variationen normalen psychischen Wesens ("Psychogene Störungen")

Akute organische Psychosen

Schizophrenien

Reaktionen

Chronische organische Psychosen

Affektive Psychosen

Endogene Depression

Manisch-depressive Störung

Endogene Manie

Neurotische Störungen

Persönlichkeitsstörungen

Verhaltensauffälligkeiten und -störungen

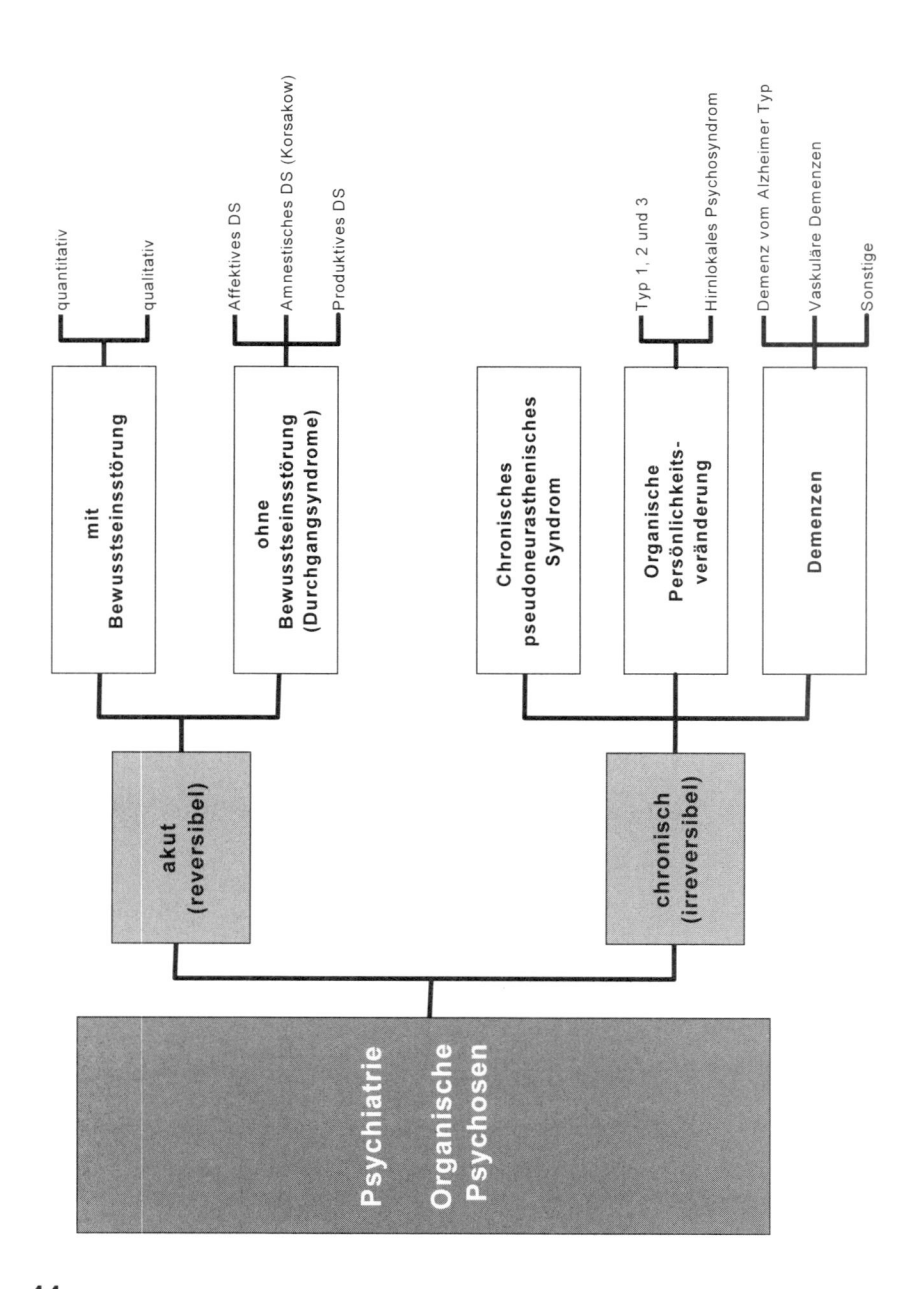

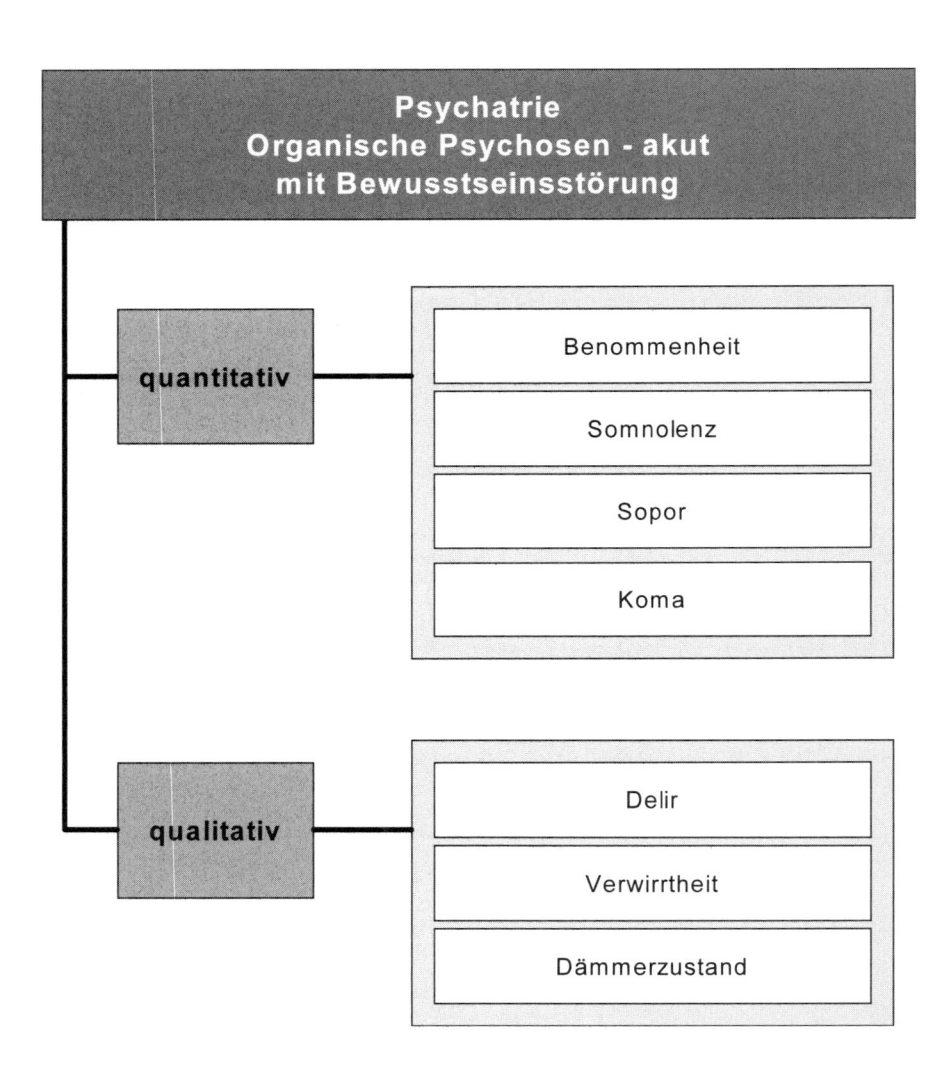

Psychatrie
Organische Psychosen - akut
mit Bewusstseinsstörung

quantitativ
- Benommenheit
- Somnolenz
- Sopor
- Koma

qualitativ
- Delir
- Verwirrtheit
- Dämmerzustand

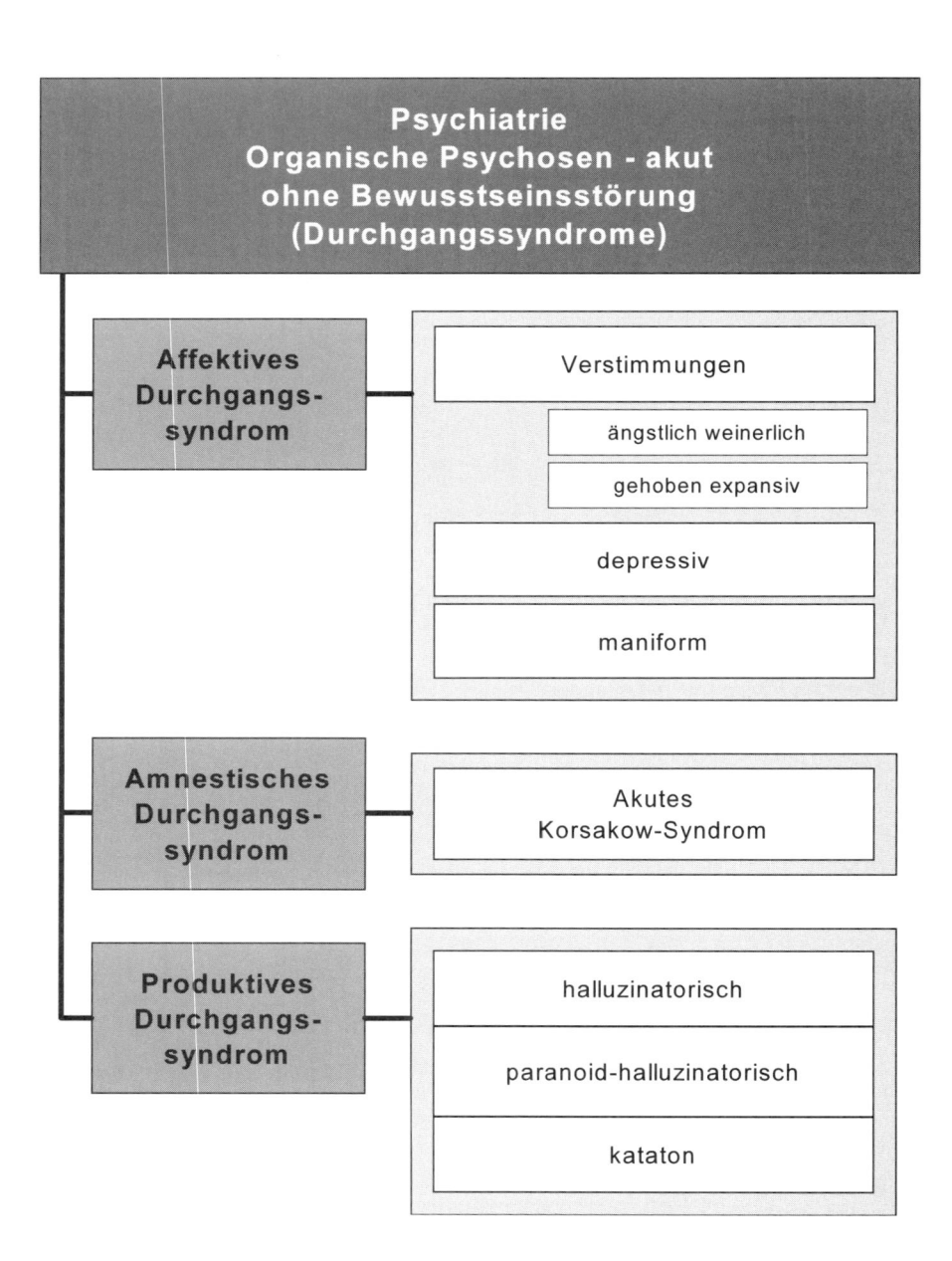

Psychiatrie
Organische Psychosen - akut
ohne Bewusstseinsstörung
(Durchgangssyndrome)

Affektives Durchgangs-syndrom

- Verstimmungen
  - ängstlich weinerlich
  - gehoben expansiv
- depressiv
- maniform

Amnestisches Durchgangs-syndrom

- Akutes Korsakow-Syndrom

Produktives Durchgangs-syndrom

- halluzinatorisch
- paranoid-halluzinatorisch
- kataton

Psychiatrie
Organische Psychosen
Chronische Formen

Chronisches pseudo- neurasthenisches Syndrom

Organische Persönlichkeits- veränderung

Typ 1
Apathisch - antriebsarm
langsam - schwerfällig

Typ 2
Euphorisch - umständlich
distanzlos - geschwätzig

Typ 3
Reizbar - unbeherrscht - enthemmt

Sonderform
Hirnlokales Psychosyndrom

Demenzen

Demenz vom Alzheimer Typ

Vaskuläre Demenzen

Sonstige

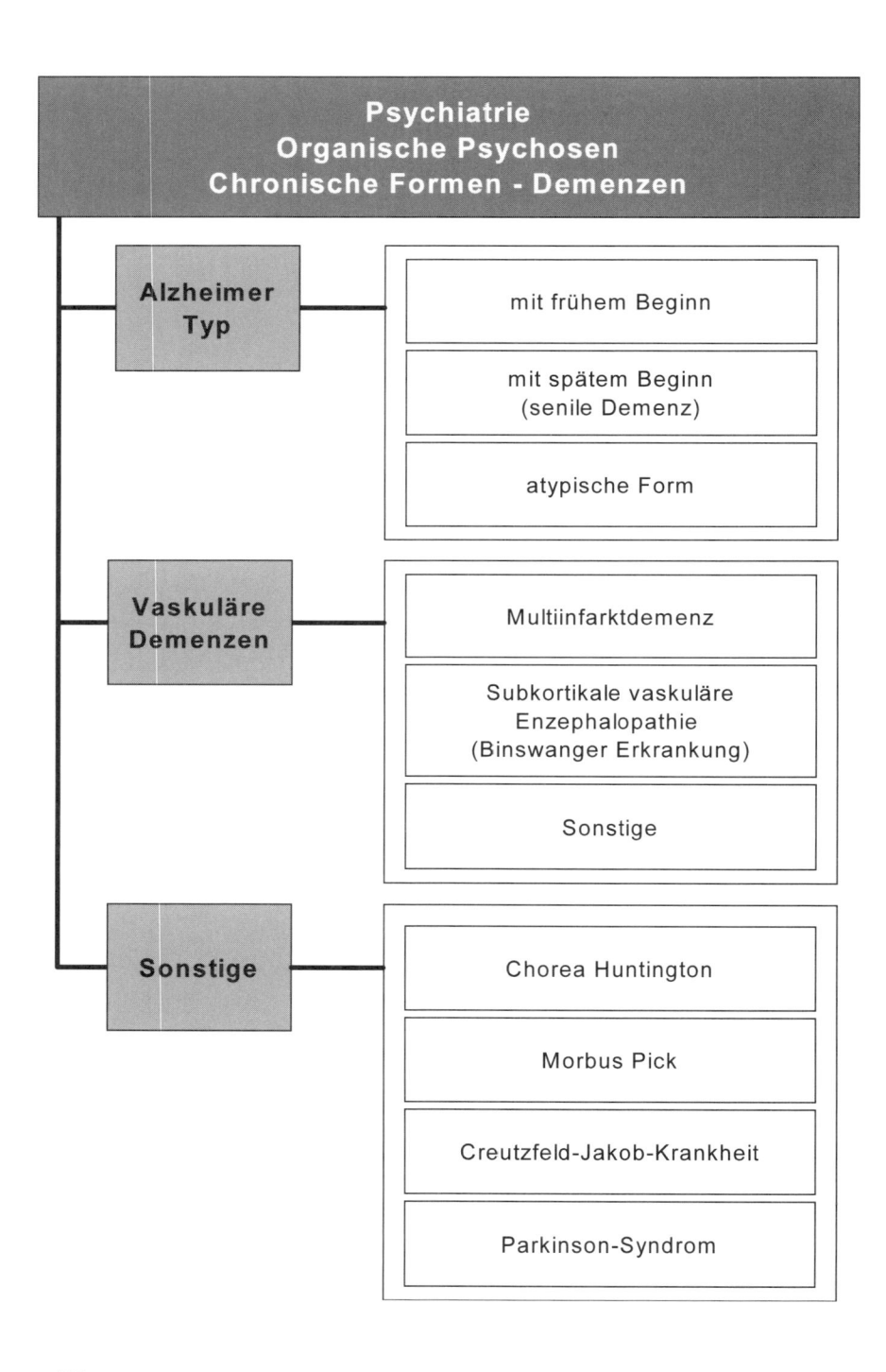

Psychiatrie
Organische Psychosen
Chronische Formen - Demenzen

Alzheimer Typ
- mit frühem Beginn
- mit spätem Beginn (senile Demenz)
- atypische Form

Vaskuläre Demenzen
- Multiinfarktdemenz
- Subkortikale vaskuläre Enzephalopathie (Binswanger Erkrankung)
- Sonstige

Sonstige
- Chorea Huntington
- Morbus Pick
- Creutzfeld-Jakob-Krankheit
- Parkinson-Syndrom

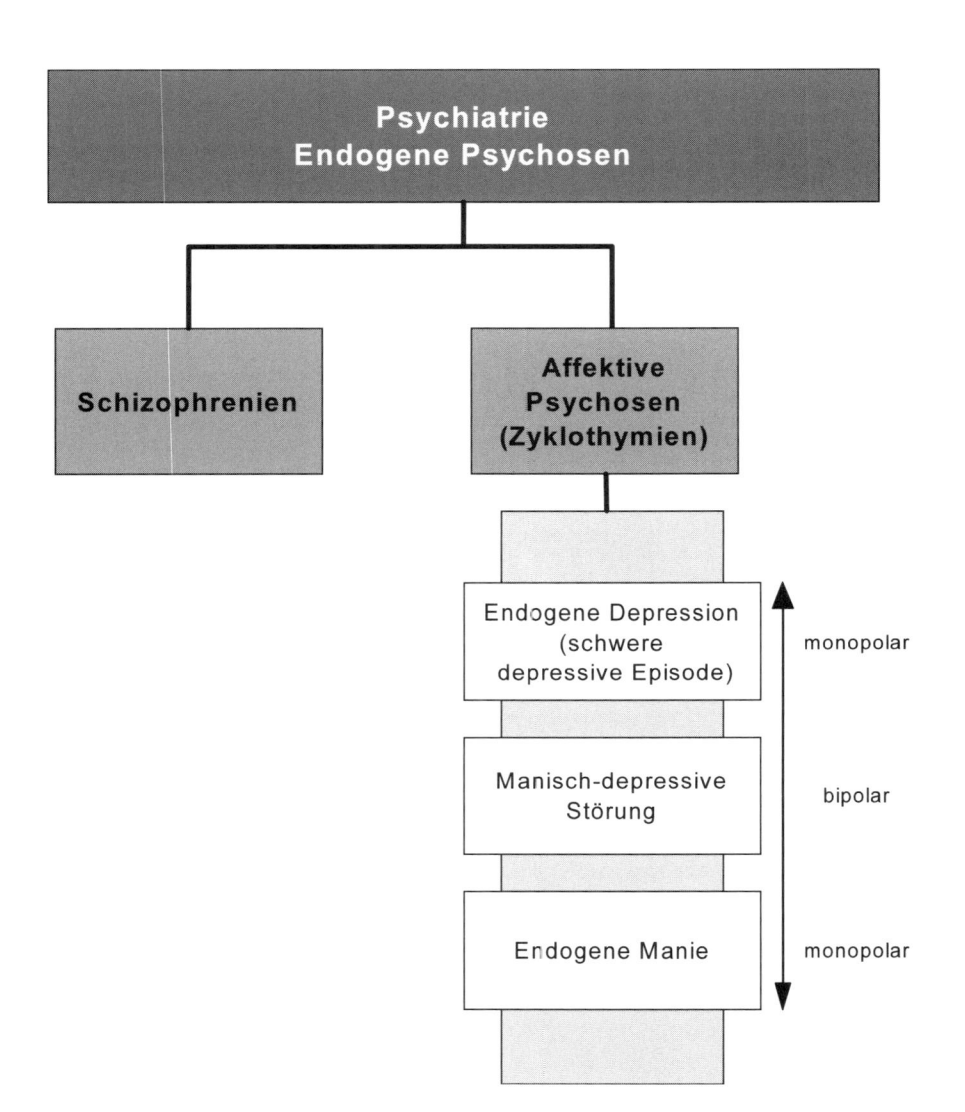

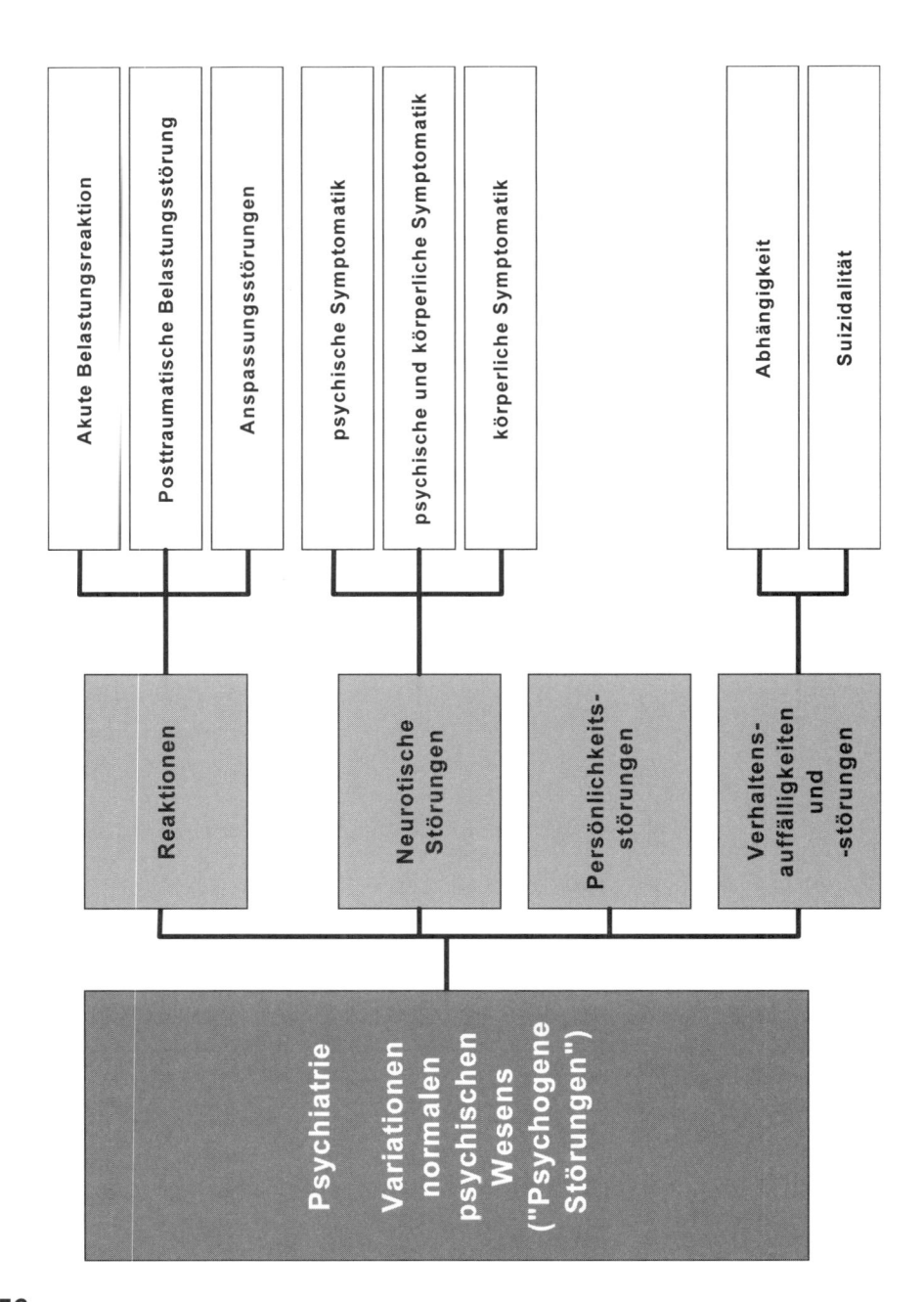

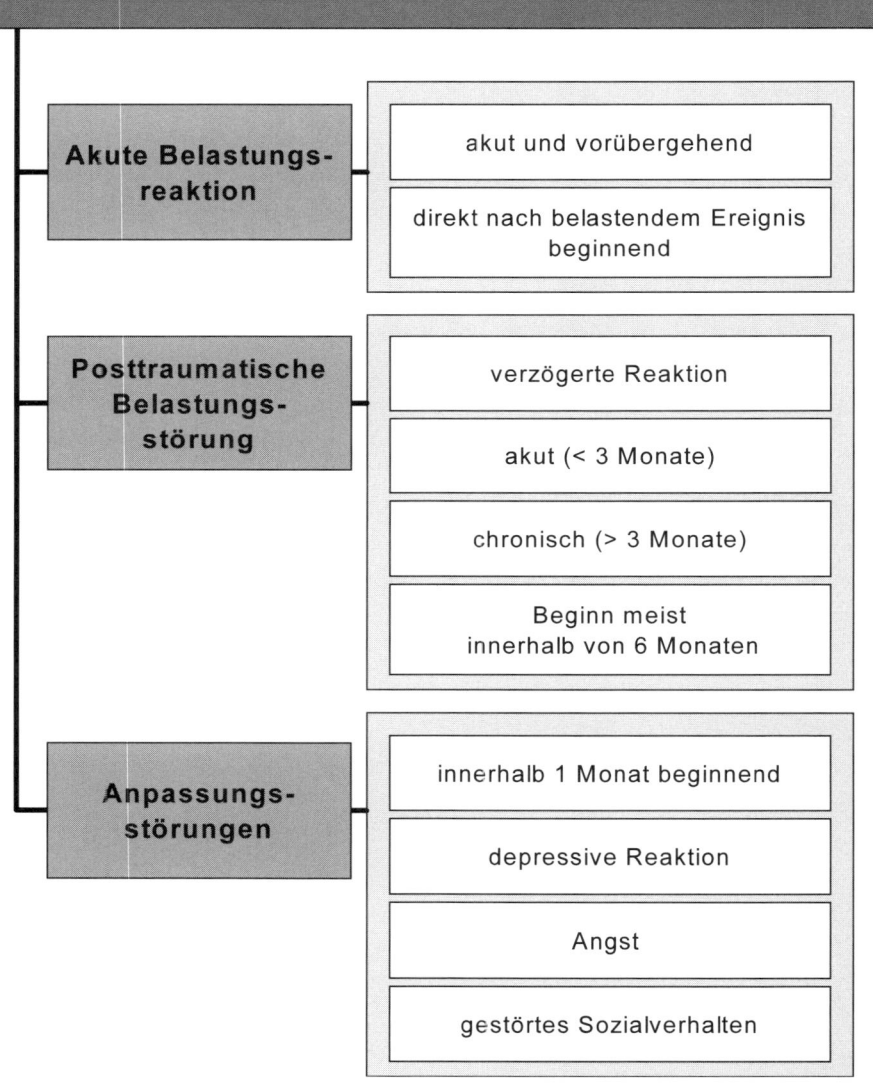

Psychiatrie
Variationen normalen psychischen Wesens
("Psychogene Störungen")
Reaktionen

Akute Belastungs-reaktion

akut und vorübergehend

direkt nach belastendem Ereignis beginnend

Posttraumatische Belastungs-störung

verzögerte Reaktion

akut (< 3 Monate)

chronisch (> 3 Monate)

Beginn meist innerhalb von 6 Monaten

Anpassungs-störungen

innerhalb 1 Monat beginnend

depressive Reaktion

Angst

gestörtes Sozialverhalten

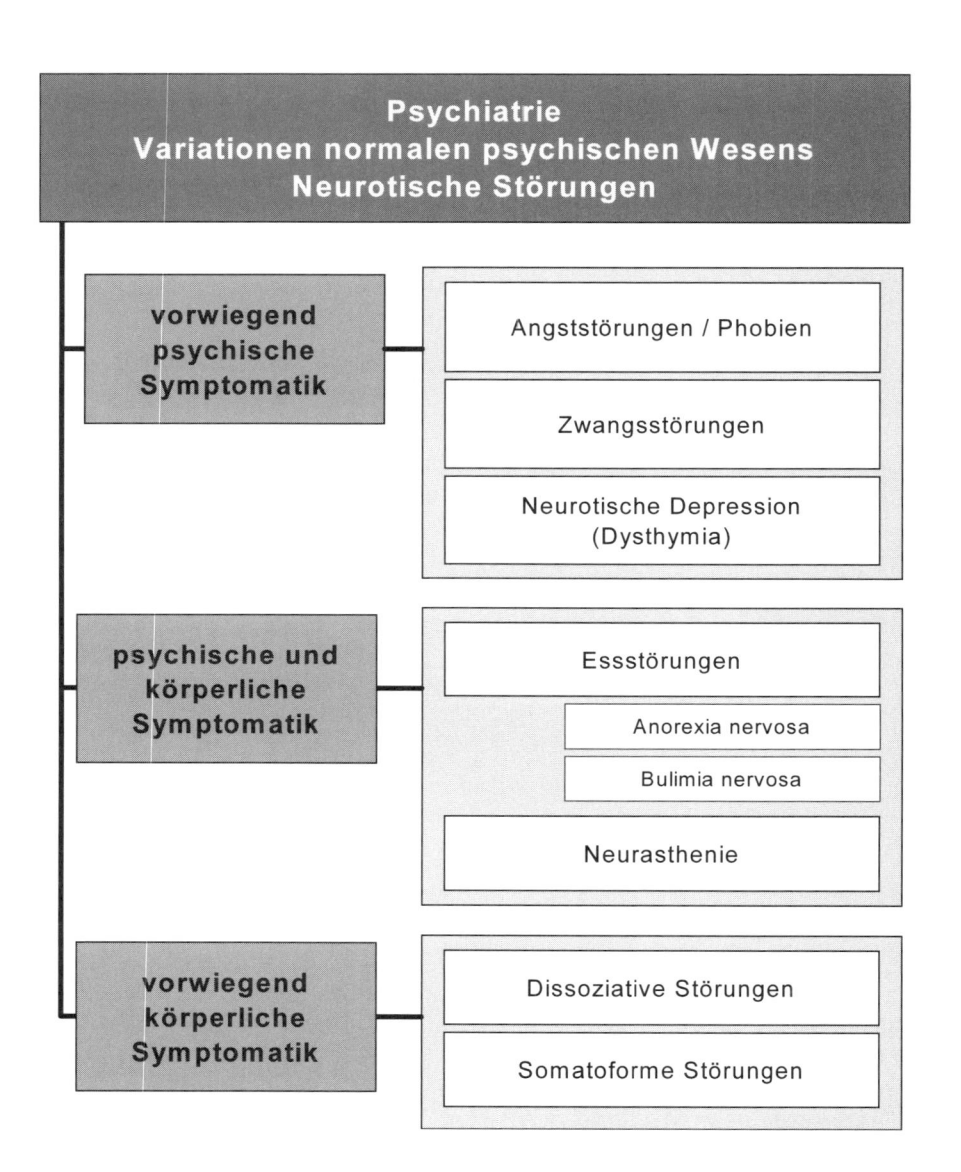

Psychiatrie
Variationen normalen psychischen Wesens
Neurotische Störungen

vorwiegend psychische Symptomatik

- Angststörungen / Phobien
- Zwangsstörungen
- Neurotische Depression (Dysthymia)

psychische und körperliche Symptomatik

- Essstörungen
  - Anorexia nervosa
  - Bulimia nervosa
- Neurasthenie

vorwiegend körperliche Symptomatik

- Dissoziative Störungen
- Somatoforme Störungen

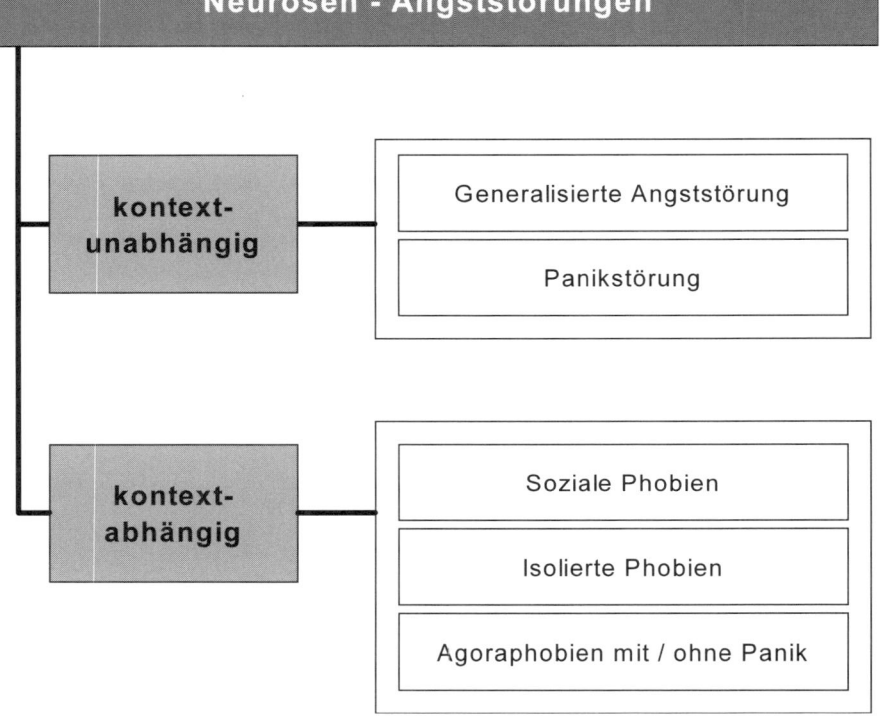

Psychiatrie
Variationen normalen psychischen Wesens
Neurosen - Angststörungen

kontext-
unabhängig

Generalisierte Angststörung

Panikstörung

kontext-
abhängig

Soziale Phobien

Isolierte Phobien

Agoraphobien mit / ohne Panik

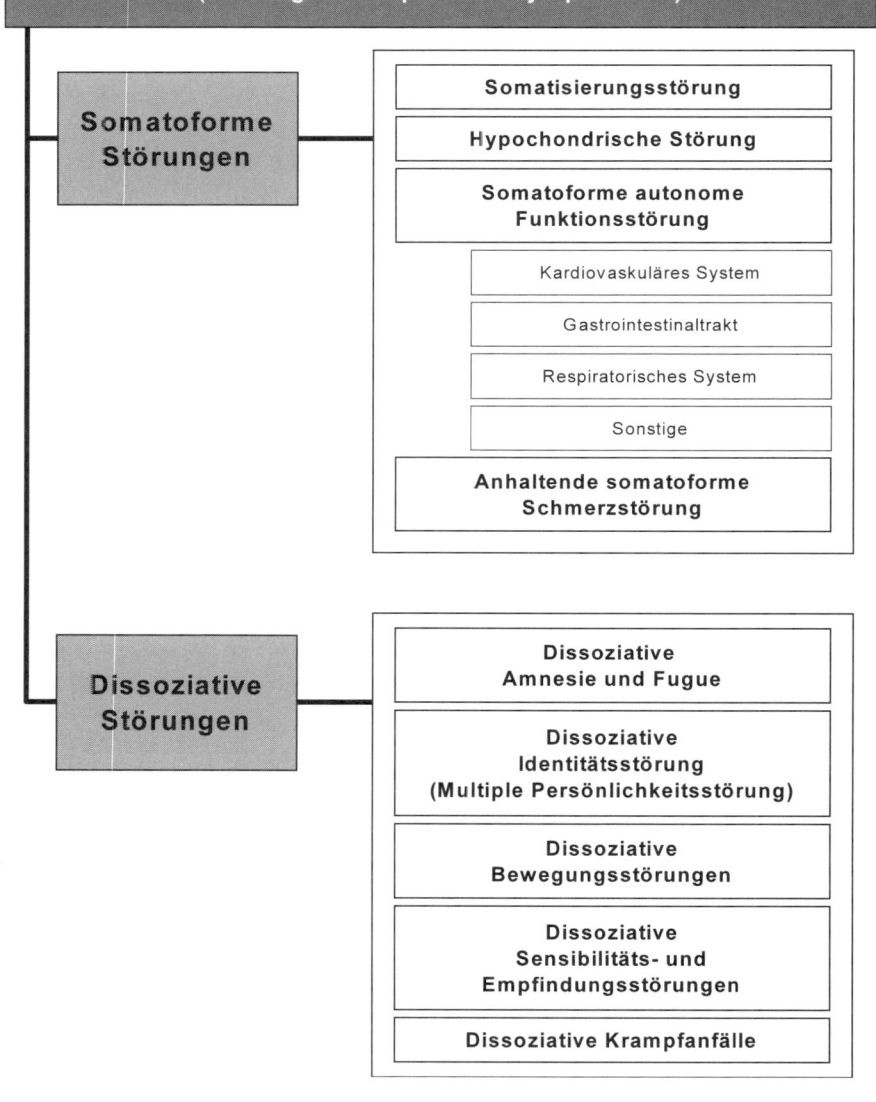

Psychiatrie
Variationen normalen psychischen Wesens
Neurotische Störungen
(vorwiegend körperliche Symptomatik)

Somatoforme Störungen

- Somatisierungsstörung
- Hypochondrische Störung
- Somatoforme autonome Funktionsstörung
  - Kardiovaskuläres System
  - Gastrointestinaltrakt
  - Respiratorisches System
  - Sonstige
- Anhaltende somatoforme Schmerzstörung

Dissoziative Störungen

- Dissoziative Amnesie und Fugue
- Dissoziative Identitätsstörung (Multiple Persönlichkeitsstörung)
- Dissoziative Bewegungsstörungen
- Dissoziative Sensibilitäts- und Empfindungsstörungen
- Dissoziative Krampfanfälle

Psychiatrie
Variationen normalen psychischen Wesens
Persönlichkeitsstörungen

Paranoide Ps
- überempfindlich (Ablehnung u. Misserfolg)
- misstrauisch
- streitsüchtig

Schizoide Ps
- kühl, distanziert, freudlos
- introvertiert, Einzelgänger
- geringe Sensibilität für soziale Regeln

Sensitive (selbstunsichere) Ps
- unsicher, unentschlossen
- empfindsam, leicht verletzbar
- "aggressionsgehemmt"

Anankastische (zwanghafte) Ps
- zwanghaft, übergenau, Perfektionismus
- streng, rigide, leistungsbezogen
- "aggressionsgehemmt", ständige Kontrollneigung

Depressive Ps
- still, zurückhaltend
- gehemmt, bedrückt
- "innere Trostlosigkeit"
- "Pflichtmenschen"

Dissoziale Ps
- Missachtung sozialer Normen
- rücksichtslos, fehlendes Schuldbewusstsein
- Unfähigkeit aus Erfahrung zu lernen
- geringe Frustrationstoleranz

Borderline Ps
- emotional instabil
- Wutausbrüche
- Überidealisierung u. Abwertung v. Interaktionsp.
- Angst, Leere, selbstschädigendes Verhalten
- zwischen Psychose und Neurose

Histrionische Ps
- dramatische Selbstdarstellung
- geltungssüchtig, theatralisch
- labiler Affekt, oberflächlich

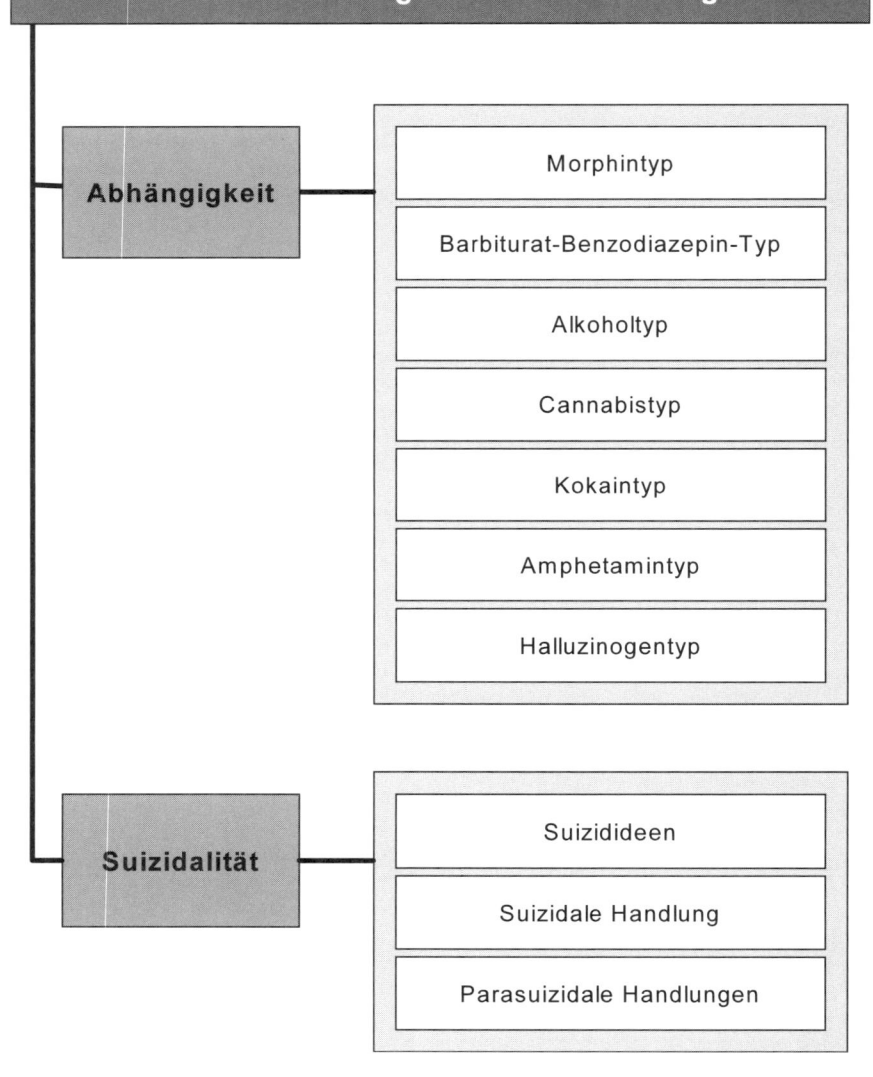

Psychiatrie
Variationen normalen psychischen Wesens
Verhaltensauffälligkeiten und -störungen

Abhängigkeit

- Morphintyp
- Barbiturat-Benzodiazepin-Typ
- Alkoholtyp
- Cannabistyp
- Kokaintyp
- Amphetamintyp
- Halluzinogentyp

Suizidalität

- Suizidideen
- Suizidale Handlung
- Parasuizidale Handlungen

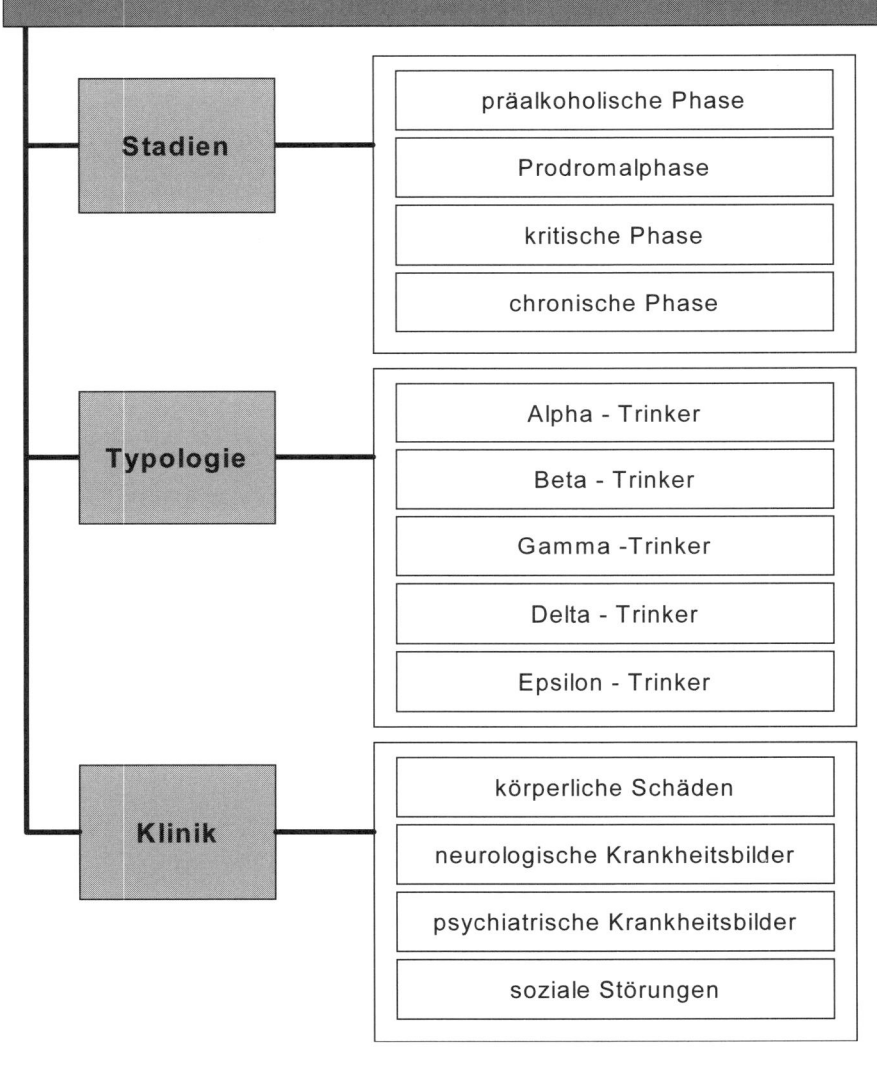

Psychiatrie
Variationen normalen psychischen Wesens
Verhaltensauffälligkeiten und -störungen
Sucht - Alkoholismus

Stadien
- präalkoholische Phase
- Prodromalphase
- kritische Phase
- chronische Phase

Typologie
- Alpha - Trinker
- Beta - Trinker
- Gamma -Trinker
- Delta - Trinker
- Epsilon - Trinker

Klinik
- körperliche Schäden
- neurologische Krankheitsbilder
- psychiatrische Krankheitsbilder
- soziale Störungen

Augenheilkunde

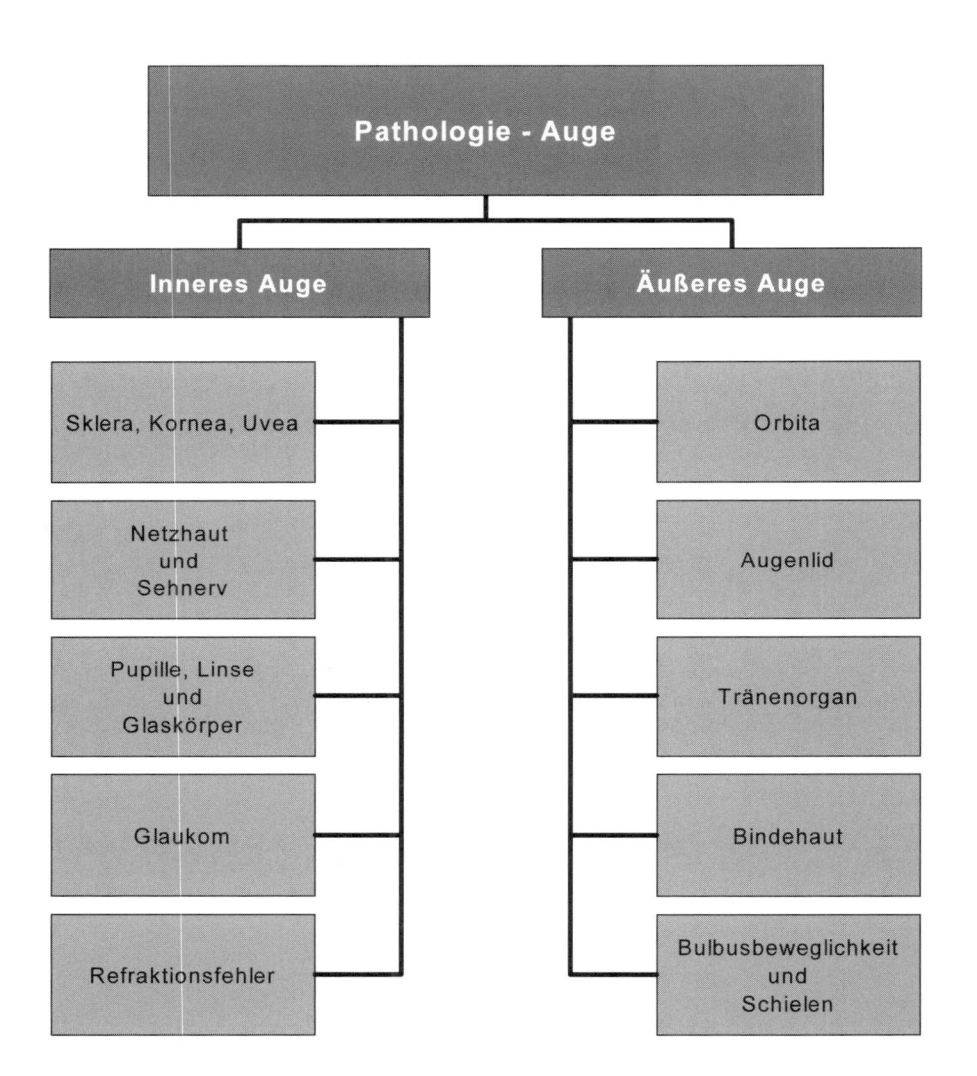

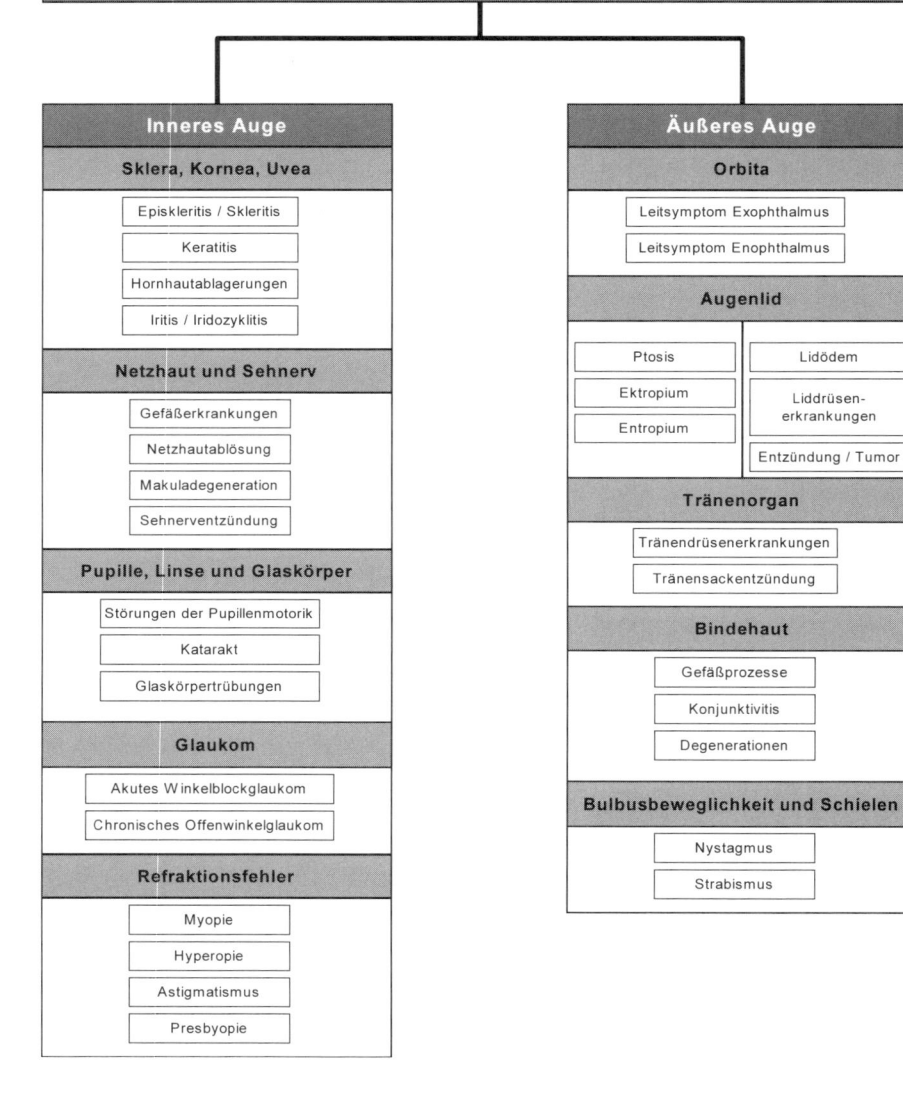

Pathologie - Auge

Inneres Auge

Sklera, Kornea, Uvea

- Episkleritis / Skleritis
- Keratitis
- Hornhautablagerungen
- Iritis / Iridozyklitis

Netzhaut und Sehnerv

- Gefäßerkrankungen
- Netzhautablösung
- Makuladegeneration
- Sehnerventzündung

Pupille, Linse und Glaskörper

- Störungen der Pupillenmotorik
- Katarakt
- Glaskörpertrübungen

Glaukom

- Akutes Winkelblockglaukom
- Chronisches Offenwinkelglaukom

Refraktionsfehler

- Myopie
- Hyperopie
- Astigmatismus
- Presbyopie

Äußeres Auge

Orbita

- Leitsymptom Exophthalmus
- Leitsymptom Enophthalmus

Augenlid

- Ptosis
- Ektropium
- Entropium
- Lidödem
- Liddrüsenerkrankungen
- Entzündung / Tumor

Tränenorgan

- Tränendrüsenerkrankungen
- Tränensackentzündung

Bindehaut

- Gefäßprozesse
- Konjunktivitis
- Degenerationen

Bulbusbeweglichkeit und Schielen

- Nystagmus
- Strabismus

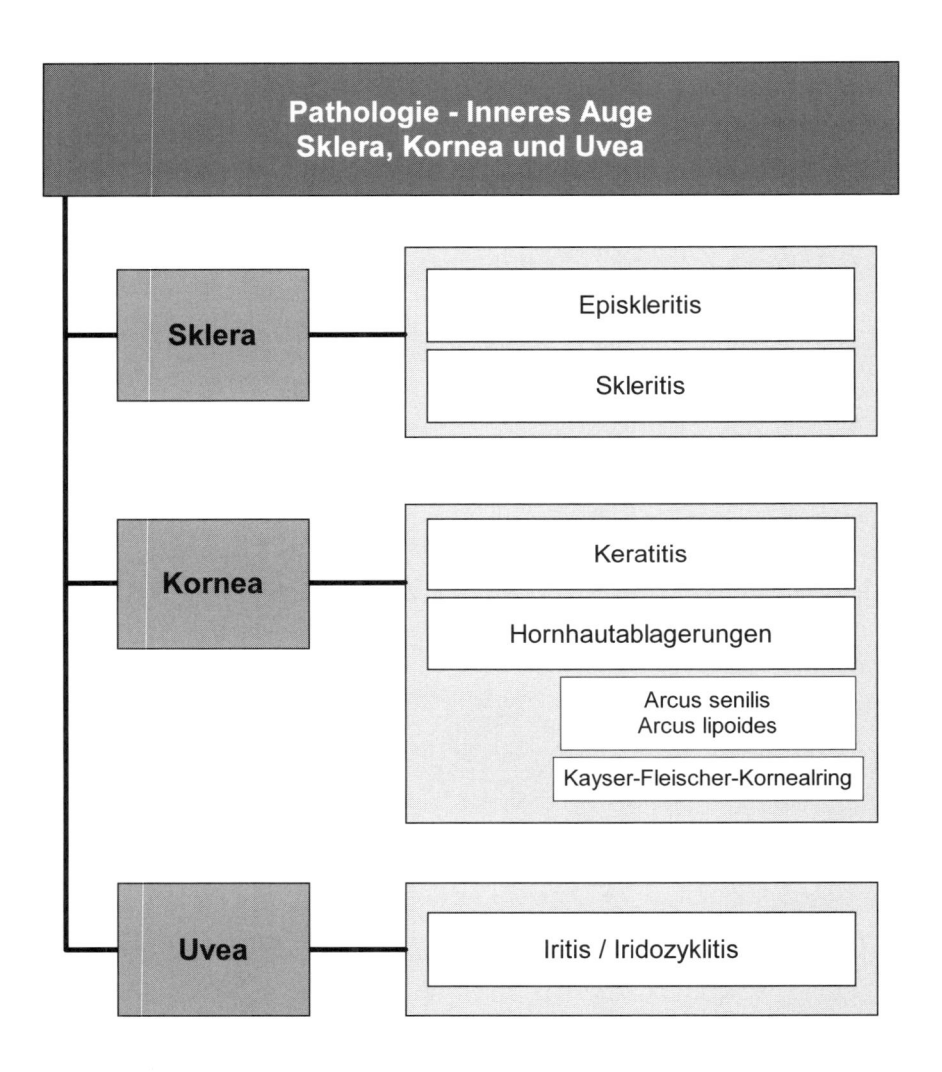

Pathologie - Inneres Auge
Sklera, Kornea und Uvea

Sklera
- Episkleritis
- Skleritis

Kornea
- Keratitis
- Hornhautablagerungen
  - Arcus senilis / Arcus lipoides
  - Kayser-Fleischer-Kornealring

Uvea
- Iritis / Iridozyklitis

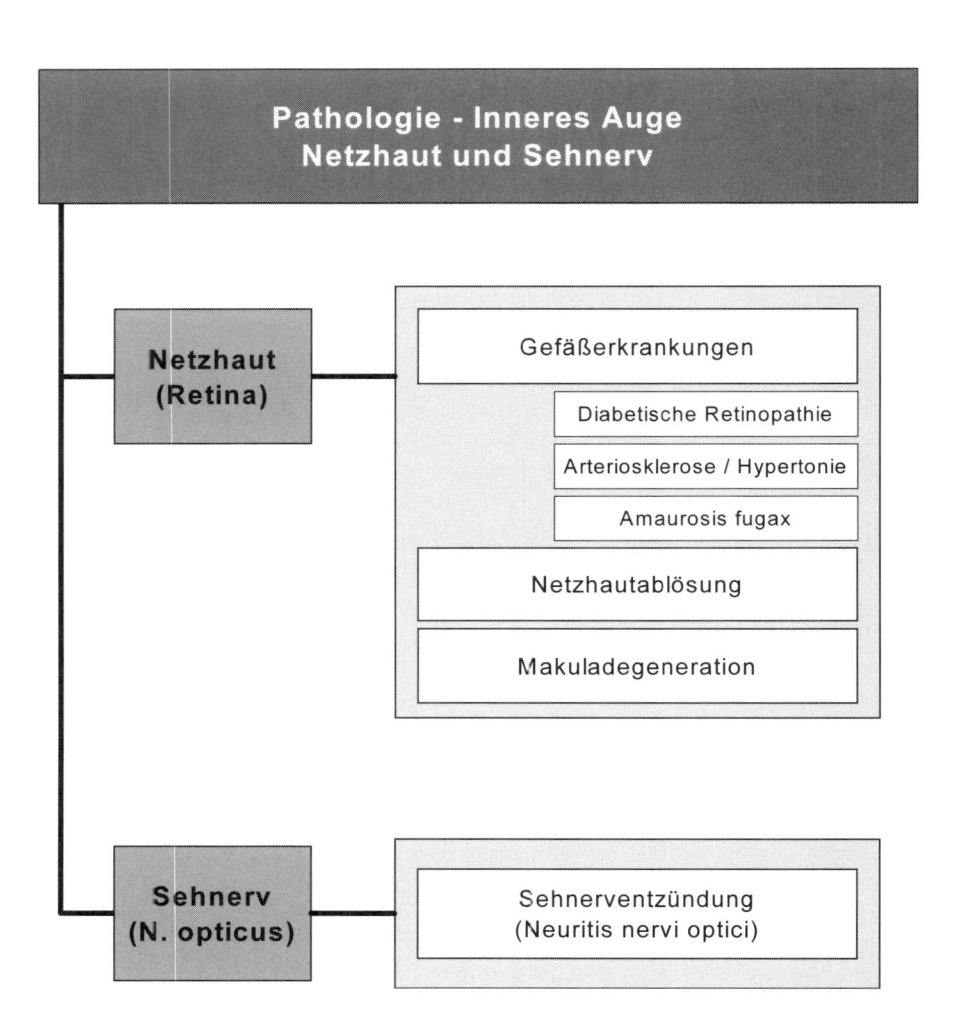

**Pathologie - Inneres Auge
Netzhaut und Sehnerv**

**Netzhaut
(Retina)**

Gefäßerkrankungen

Diabetische Retinopathie

Arteriosklerose / Hypertonie

Amaurosis fugax

Netzhautablösung

Makuladegeneration

**Sehnerv
(N. opticus)**

Sehnerventzündung
(Neuritis nervi optici)

Pathologie - Inneres Auge
Pupillenmotorik, Linse und Glaskörper

Pupillenmotorik
- Miosis, Mydriasis
- Anisokorie
- Pupillenstarre

Linse
- Katarakt

Glaskörper
- Trübungen
- Fliegende Mücken (Mouche volantes)
- Blutungen

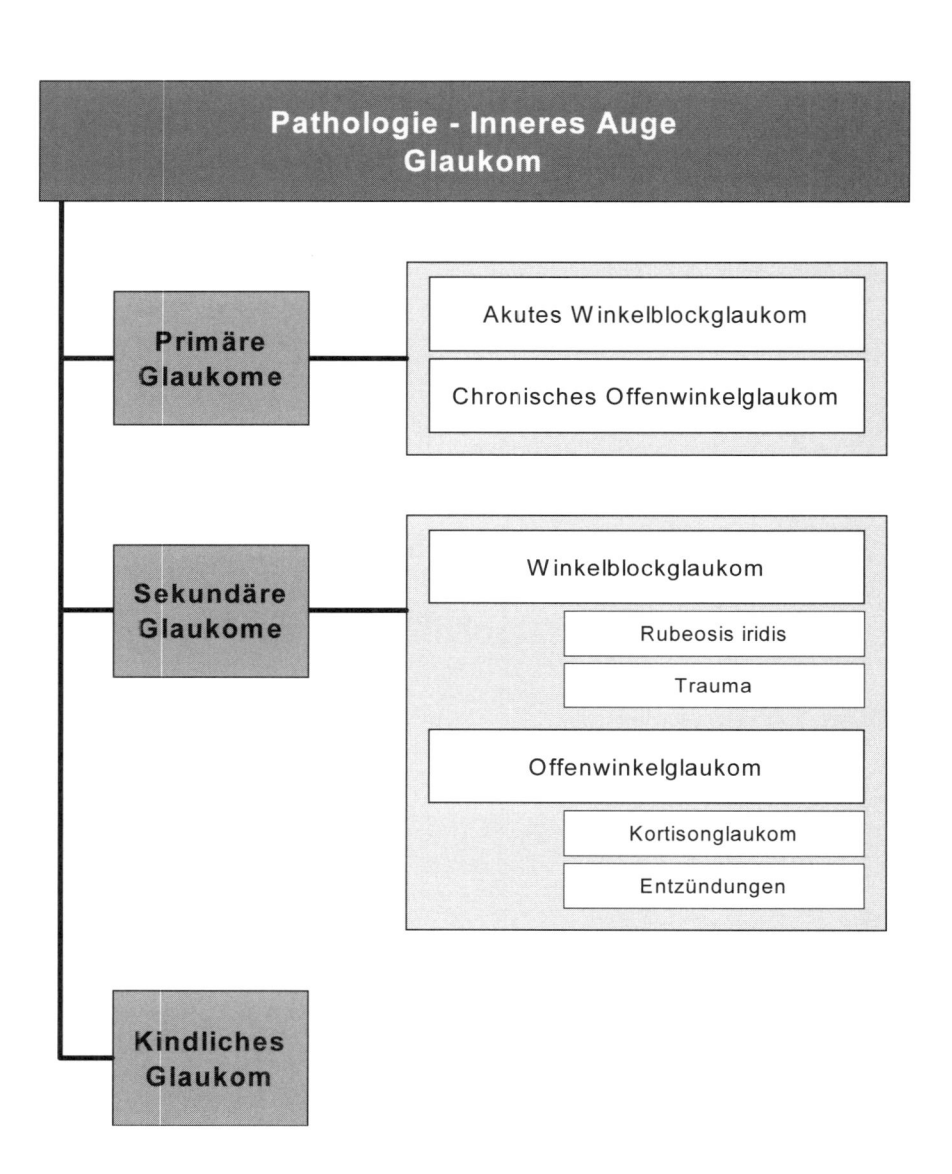

Pathologie - Inneres Auge
Glaukom

Primäre Glaukome
- Akutes Winkelblockglaukom
- Chronisches Offenwinkelglaukom

Sekundäre Glaukome
- Winkelblockglaukom
  - Rubeosis iridis
  - Trauma
- Offenwinkelglaukom
  - Kortisonglaukom
  - Entzündungen

Kindliches Glaukom

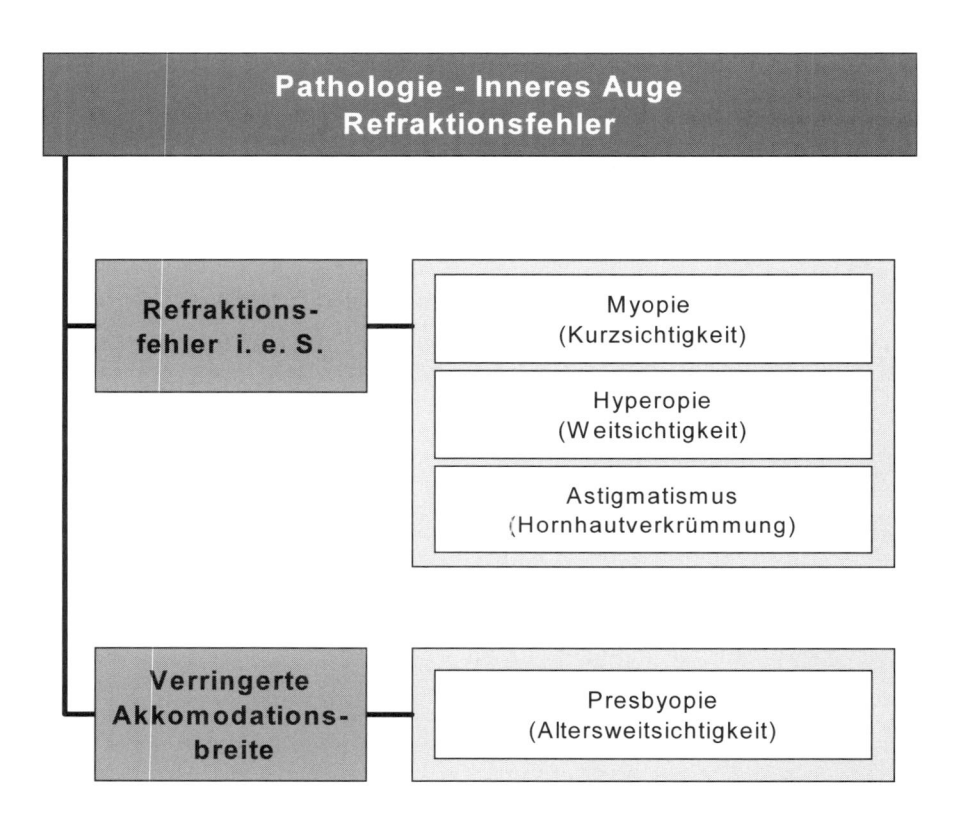

Pathologie - Inneres Auge
Refraktionsfehler

Refraktions-
fehler i. e. S.

Myopie
(Kurzsichtigkeit)

Hyperopie
(Weitsichtigkeit)

Astigmatismus
(Hornhautverkrümmung)

Verringerte
Akkomodations-
breite

Presbyopie
(Altersweitsichtigkeit)

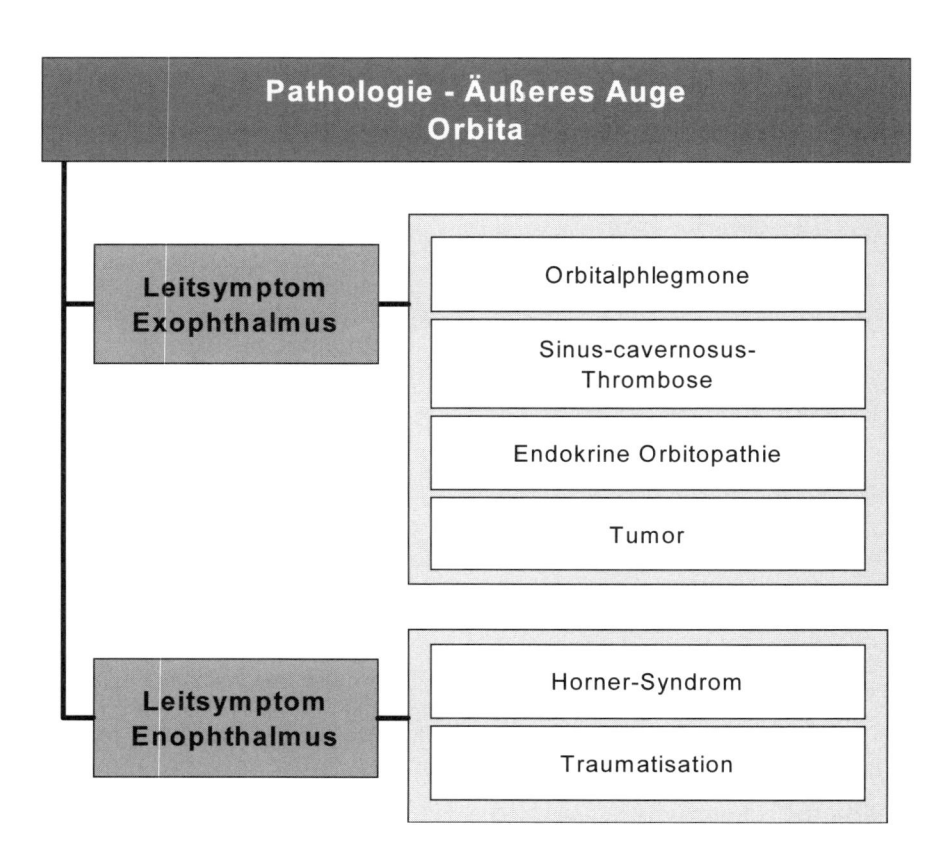

Pathologie - Äußeres Auge
Orbita

Leitsymptom Exophthalmus
- Orbitalphlegmone
- Sinus-cavernosus-Thrombose
- Endokrine Orbitopathie
- Tumor

Leitsymptom Enophthalmus
- Horner-Syndrom
- Traumatisation

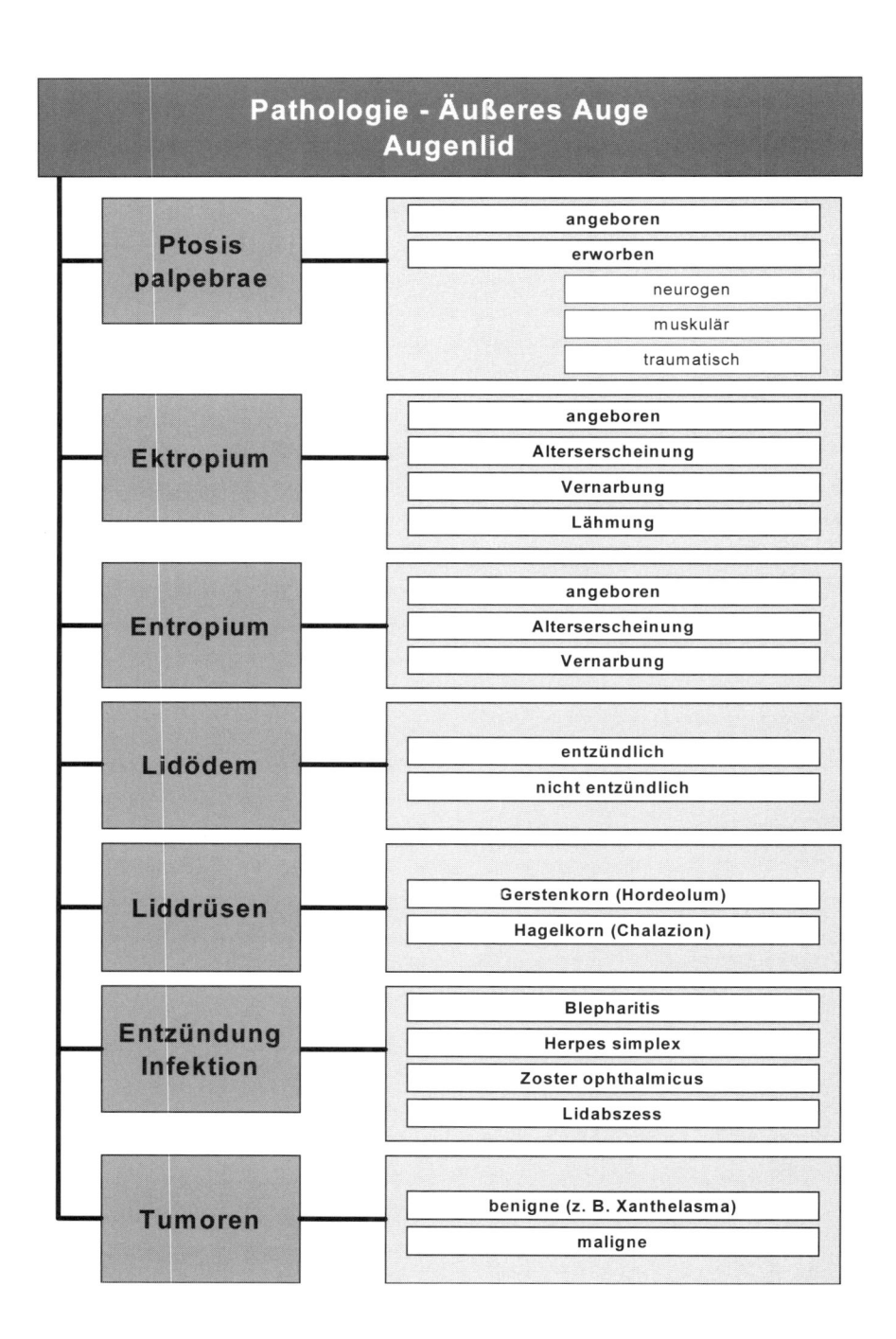

Pathologie - Äußeres Auge
Augenlid

Ptosis palpebrae
- angeboren
- erworben
  - neurogen
  - muskulär
  - traumatisch

Ektropium
- angeboren
- Alterserscheinung
- Vernarbung
- Lähmung

Entropium
- angeboren
- Alterserscheinung
- Vernarbung

Lidödem
- entzündlich
- nicht entzündlich

Liddrüsen
- Gerstenkorn (Hordeolum)
- Hagelkorn (Chalazion)

Entzündung Infektion
- Blepharitis
- Herpes simplex
- Zoster ophthalmicus
- Lidabszess

Tumoren
- benigne (z. B. Xanthelasma)
- maligne

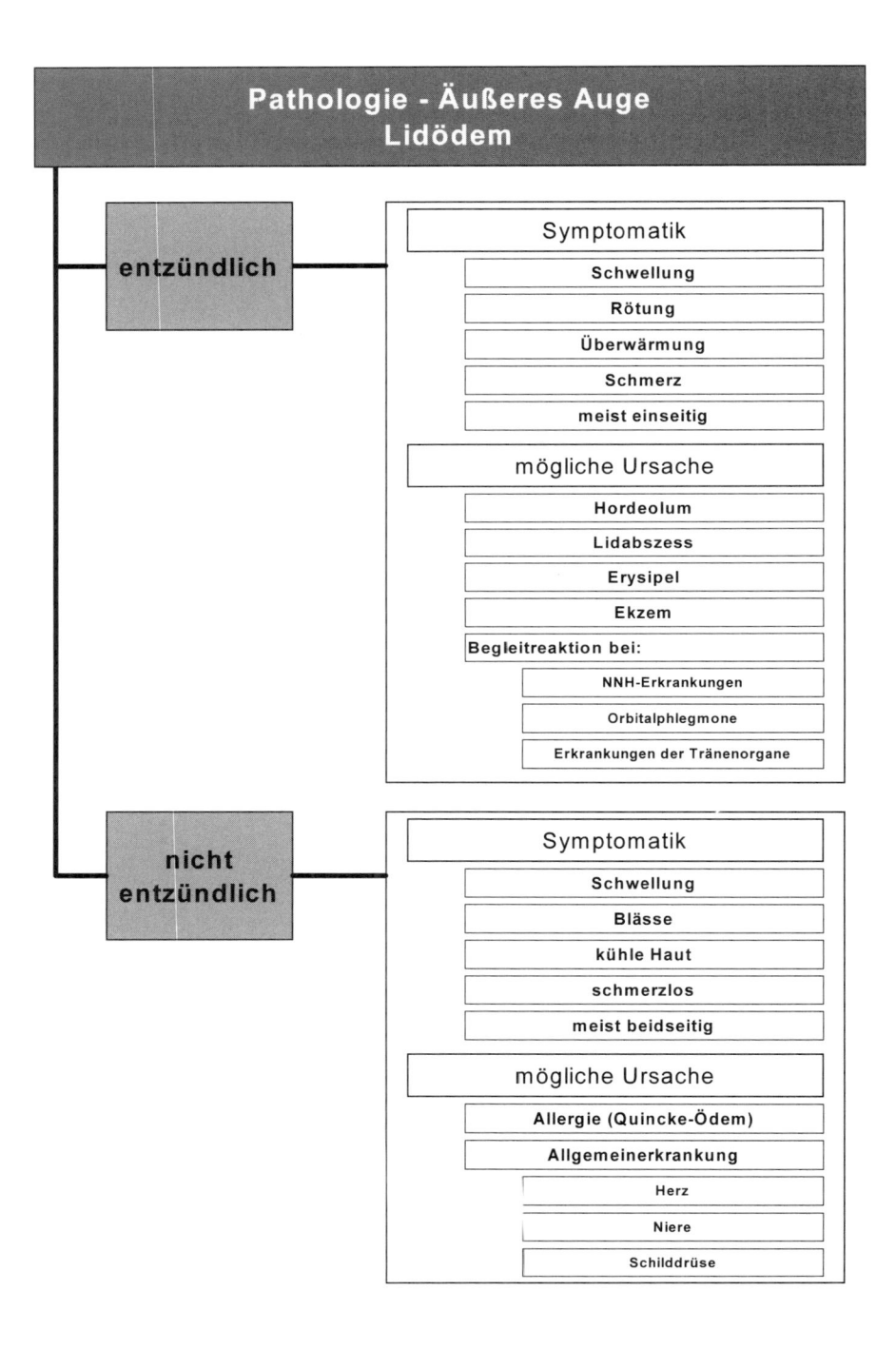

Pathologie - Äußeres Auge
Lidödem

entzündlich

Symptomatik
- Schwellung
- Rötung
- Überwärmung
- Schmerz
- meist einseitig

mögliche Ursache
- Hordeolum
- Lidabszess
- Erysipel
- Ekzem

Begleitreaktion bei:
- NNH-Erkrankungen
- Orbitalphlegmone
- Erkrankungen der Tränenorgane

nicht entzündlich

Symptomatik
- Schwellung
- Blässe
- kühle Haut
- schmerzlos
- meist beidseitig

mögliche Ursache
- Allergie (Quincke-Ödem)
- Allgemeinerkrankung
  - Herz
  - Niere
  - Schilddrüse

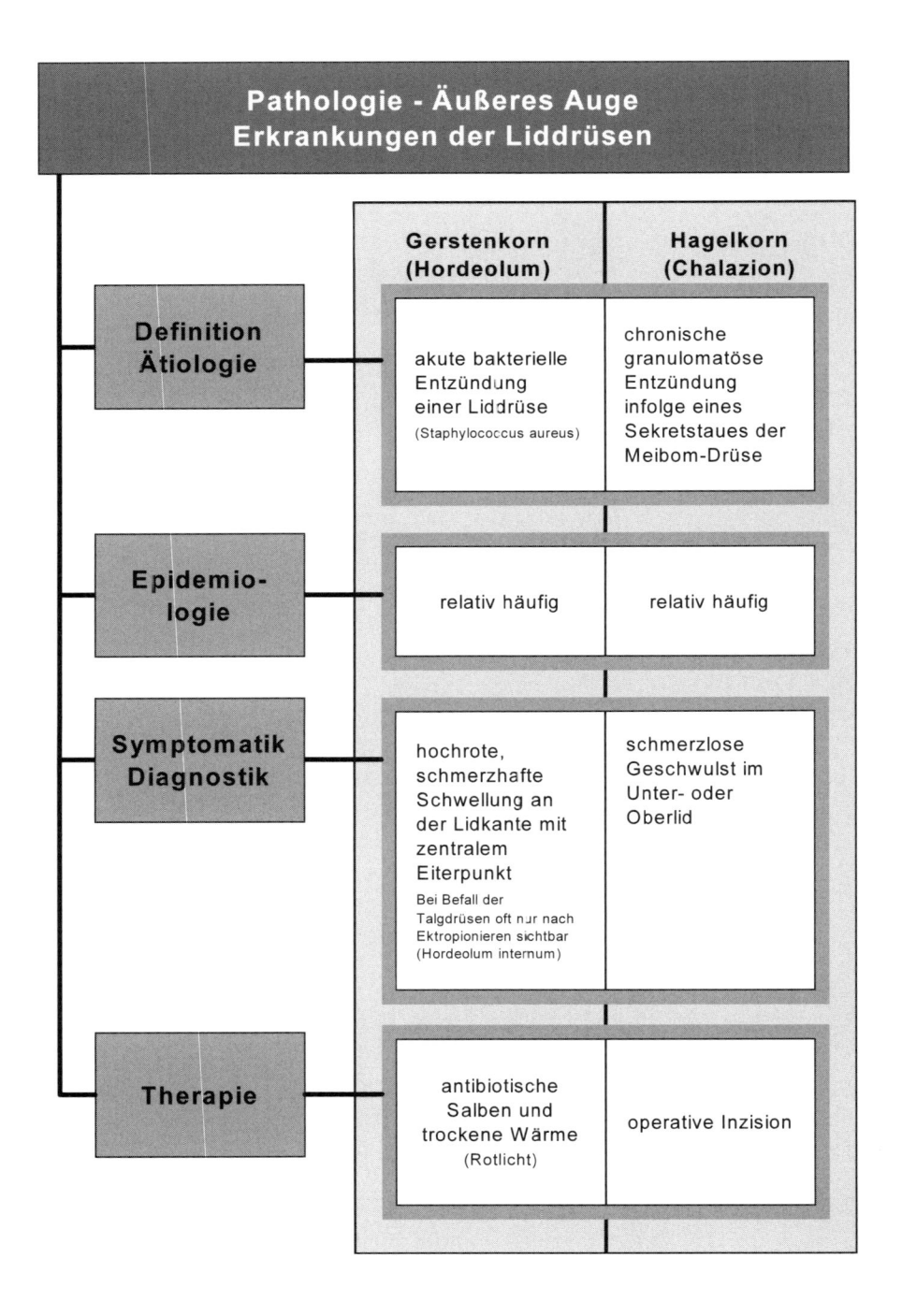

Pathologie - Äußeres Auge
Erkrankungen der Liddrüsen

	Gerstenkorn (Hordeolum)	Hagelkorn (Chalazion)
Definition Ätiologie	akute bakterielle Entzündung einer Liddrüse (Staphylococcus aureus)	chronische granulomatöse Entzündung infolge eines Sekretstaues der Meibom-Drüse
Epidemiologie	relativ häufig	relativ häufig
Symptomatik Diagnostik	hochrote, schmerzhafte Schwellung an der Lidkante mit zentralem Eiterpunkt — Bei Befall der Talgdrüsen oft nur nach Ektropionieren sichtbar (Hordeolum internum)	schmerzlose Geschwulst im Unter- oder Oberlid
Therapie	antibiotische Salben und trockene Wärme (Rotlicht)	operative Inzision

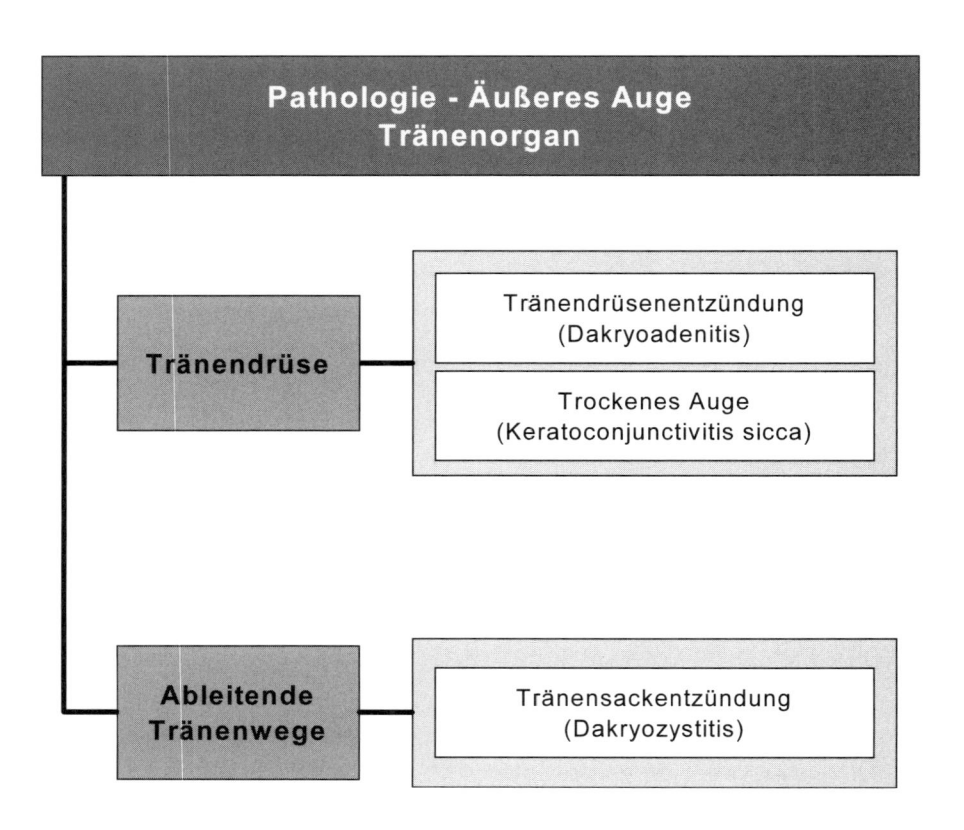

Pathologie - Äußeres Auge
Tränenorgan

Tränendrüse

Tränendrüsenentzündung
(Dakryoadenitis)

Trockenes Auge
(Keratoconjunctivitis sicca)

Ableitende
Tränenwege

Tränensackentzündung
(Dakryozystitis)

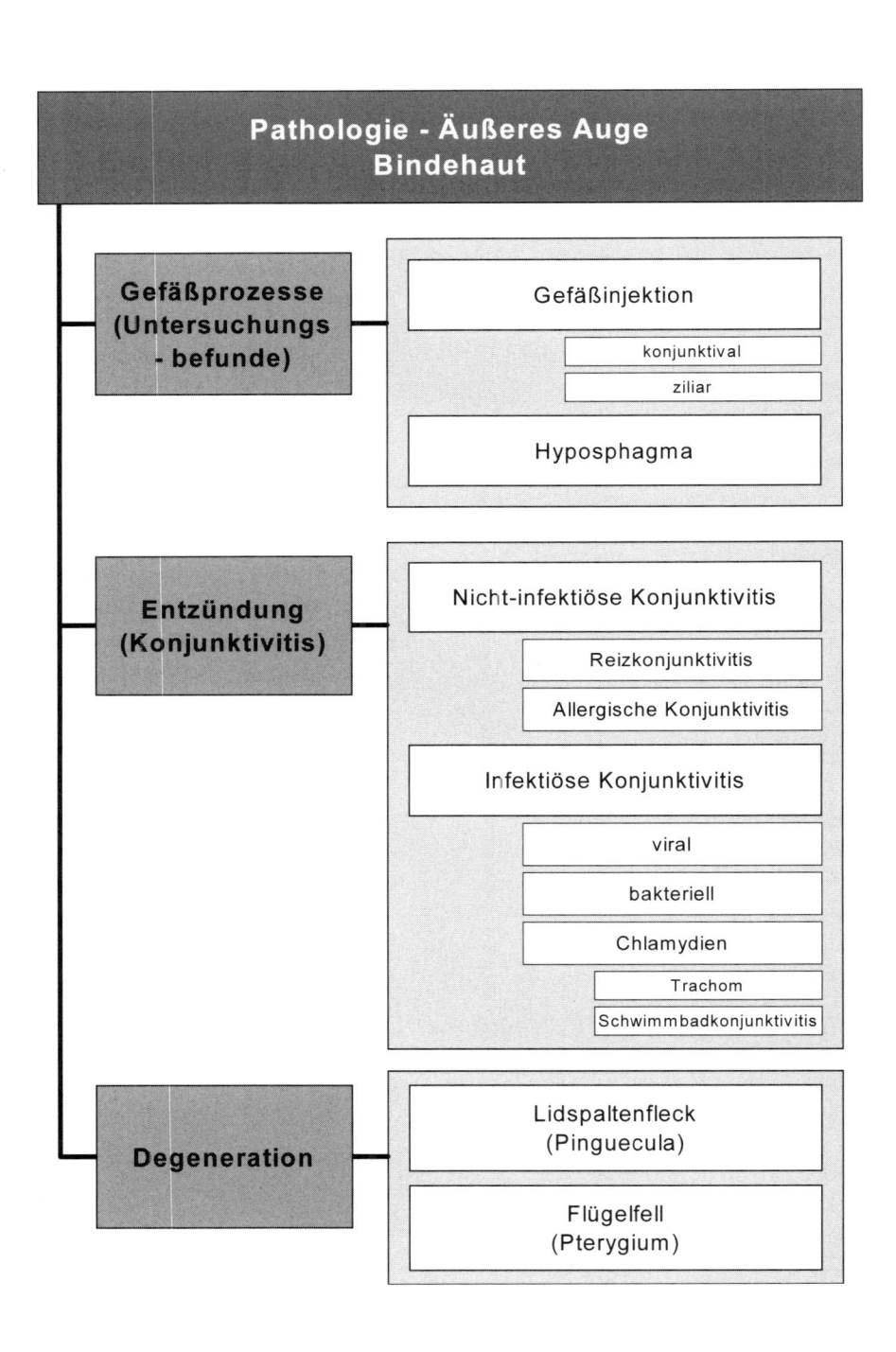

**Pathologie - Äußeres Auge
Bindehaut**

**Gefäßprozesse
(Untersuchungs
- befunde)**

Gefäßinjektion

konjunktival

ziliar

Hyposphagma

**Entzündung
(Konjunktivitis)**

Nicht-infektiöse Konjunktivitis

Reizkonjunktivitis

Allergische Konjunktivitis

Infektiöse Konjunktivitis

viral

bakteriell

Chlamydien

Trachom

Schwimmbadkonjunktivitis

Degeneration

Lidspaltenfleck
(Pinguecula)

Flügelfell
(Pterygium)

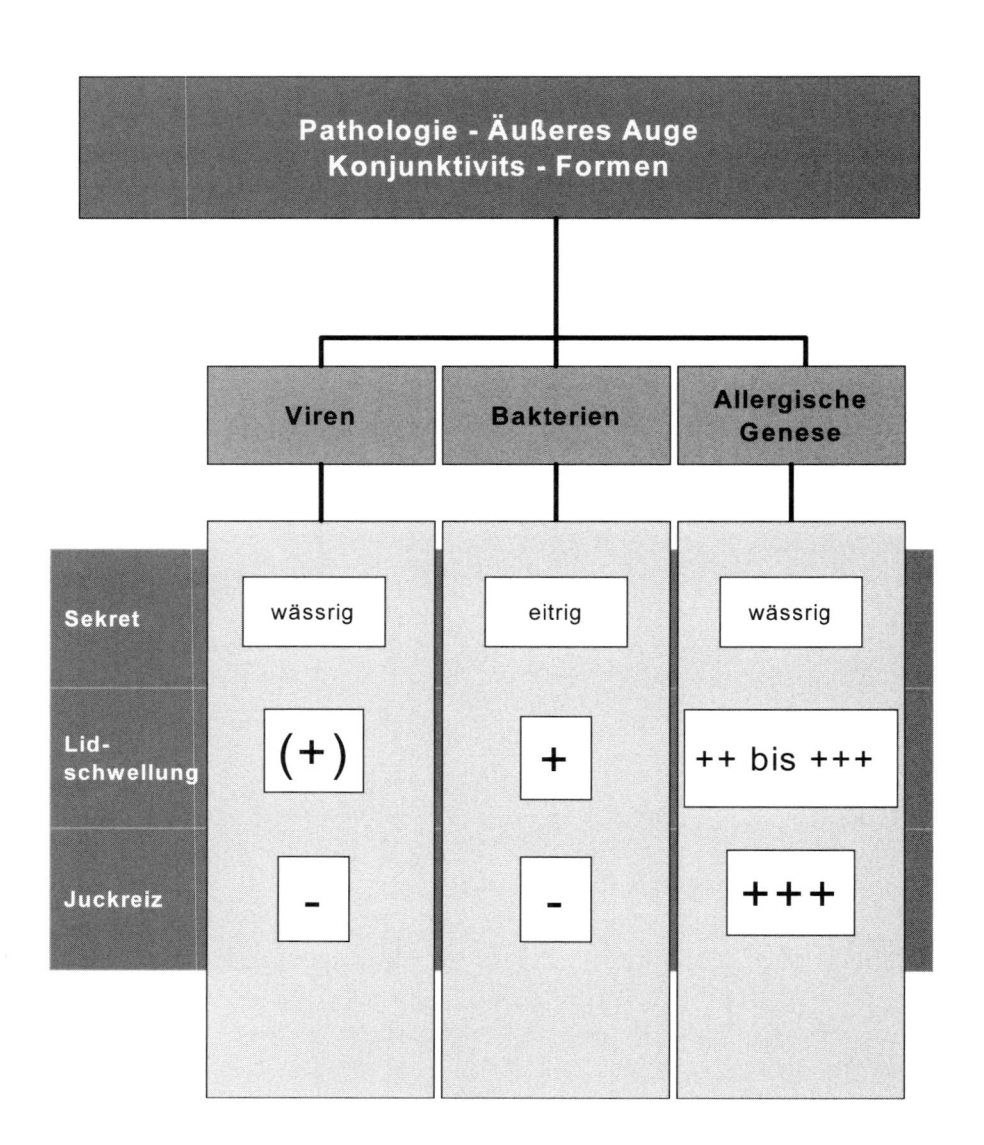

Pathologie - Äußeres Auge
Konjunktivits - Formen

	Viren	Bakterien	Allergische Genese
Sekret	wässrig	eitrig	wässrig
Lid-schwellung	(+)	+	++ bis +++
Juckreiz	-	-	+++

Pathologie - Äußeres Auge
Bindehaut - Degeneration

Lidspaltenfleck Pinguecula

harmlose, grau-gelbe Verdickung des Bindehautepithels imLidspaltenbereich (häufigste Bindehautveränderung)

hyaline Degeneration des subepithelialen Kollagengewebes (erfasst nicht die Hornhaut)

keine Symptome

Flügelfell Pterygium

dreieckige Bindhautfalte die meist vom nasalen Lidspaltenbereich in Richtung Hornhaut wächst

hyaline Degeneration, die auf die Hornhaut übergreifen kann

Symtome entstehen bei Übergreifen auf die Hornhaut

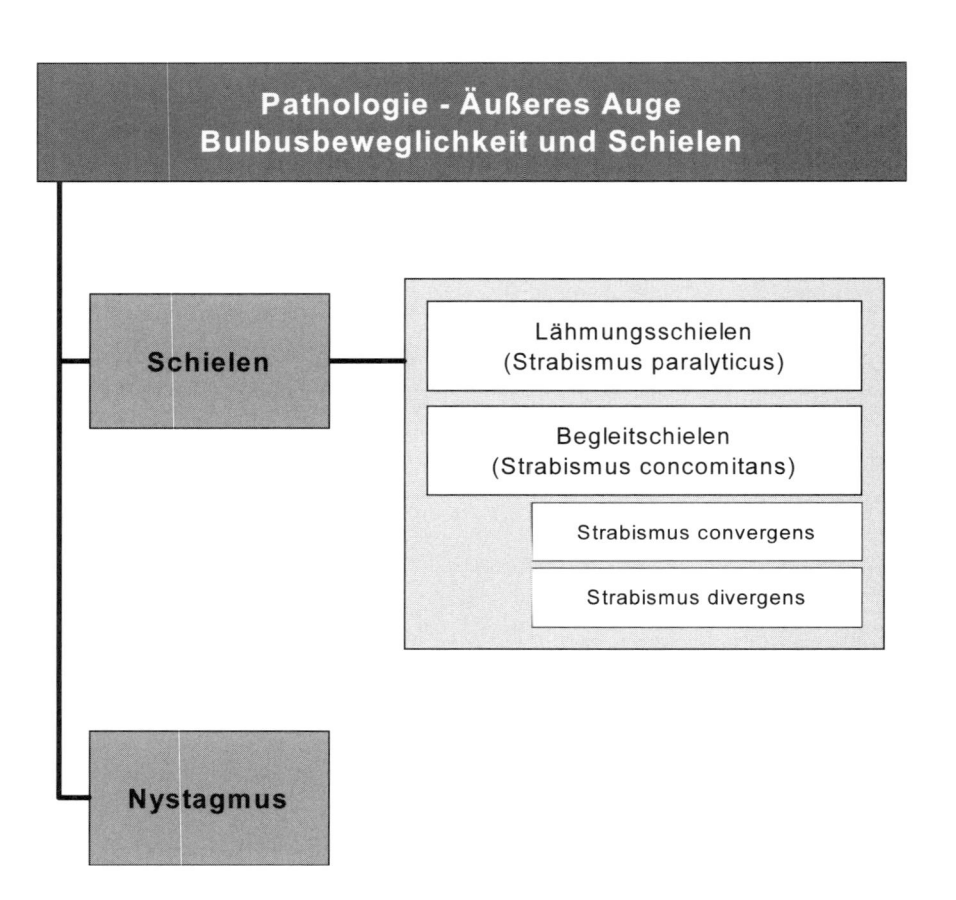

Pathologie - Äußeres Auge
Bulbusbeweglichkeit und Schielen

Schielen

Lähmungsschielen
(Strabismus paralyticus)

Begleitschielen
(Strabismus concomitans)

Strabismus convergens

Strabismus divergens

Nystagmus

Hals-Nasen-Ohren (HNO)

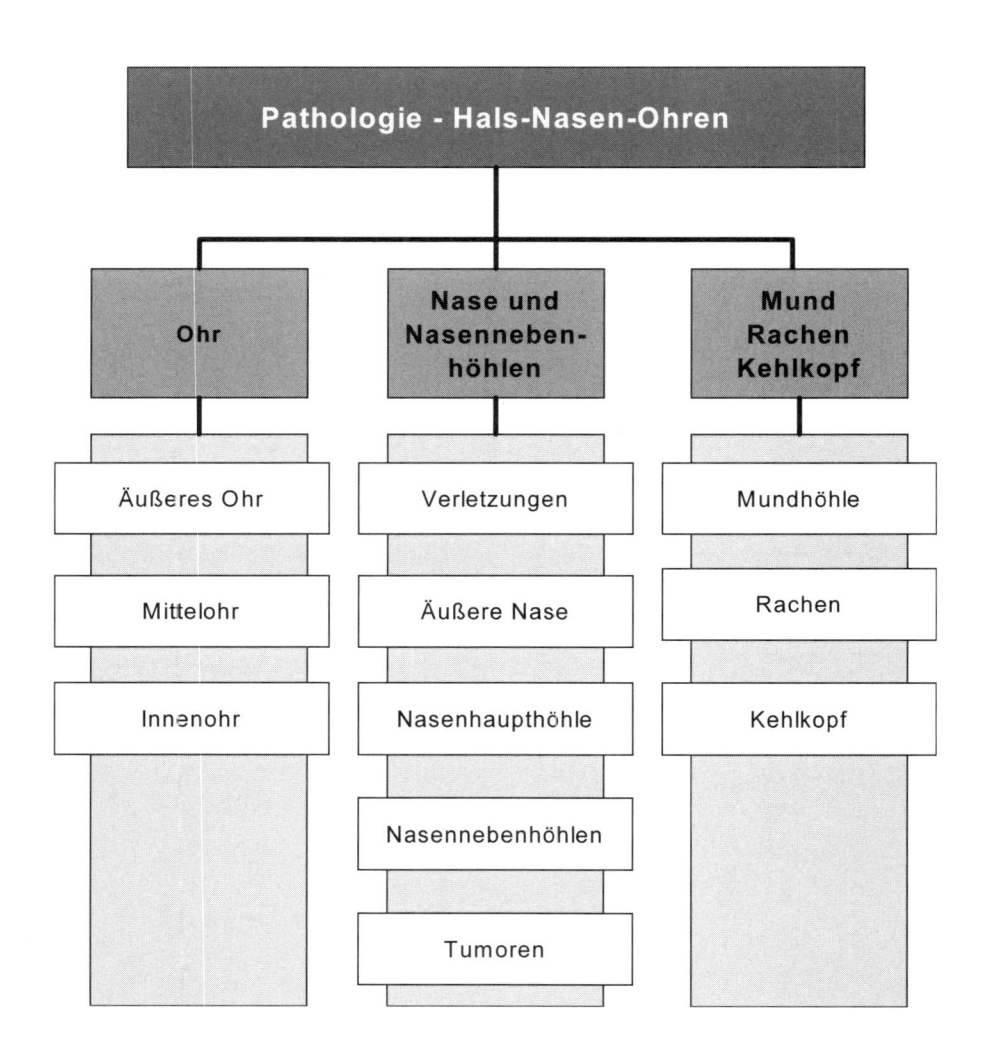

Pathologie - Hals-Nasen-Ohren

Ohr	Nase und Nasenneben- höhlen	Mund Rachen Kehlkopf
Äußeres Ohr	Verletzungen	Mundhöhle
Mittelohr	Äußere Nase	Rachen
Innenohr	Nasenhaupthöhle	Kehlkopf
	Nasennebenhöhlen	
	Tumoren	

Pathologie - Hals-Nasen-Ohren

Ohr

Äußeres Ohr

Entzündliche Prozesse

Nicht Entzündliche Prozesse

Tumoren

Mittelohr

Otitis media acuta

Tubenfunktionsstörungen

Cholesteatom

Otosklerose

Tumoren

Innenohr

Nystagmus / Schwindel

Morbus Menière

Labyrinthitis

Presbyakusis (Altersschwerhörigkeit)

Lärmtrauma

Tinnitus

Hörsturz

Nase und Nasennebenhöhlen

Verletzungen / Frakturen

Äußere Nase

Naseneingangsekzem

Eitrige Entzündung

Erysipel

Nasenhaupthöhle

Rhinitis

Nasenbluten

Nasennebenhöhlen

Sinusitis

Tumoren

Benigne Tumoren

Maligne Tumoren

Mund, Rachen und Kehlkopf

Mundhöhle

Stomatitis ulcerosa

Herpes-simplex-Infektionen

Soor

Aphthen

Glossitis (Zungenentzündung)

Tumoren

Rachen

Pharyngitis

Hyperplasie des lymphatischen Rachenringes

Entzündung des lymphatischen Rachenringes

Tumoren

Kehlkopf

Laryngitis

Epiglottitis (Glottis-Ödem)

Tumoren

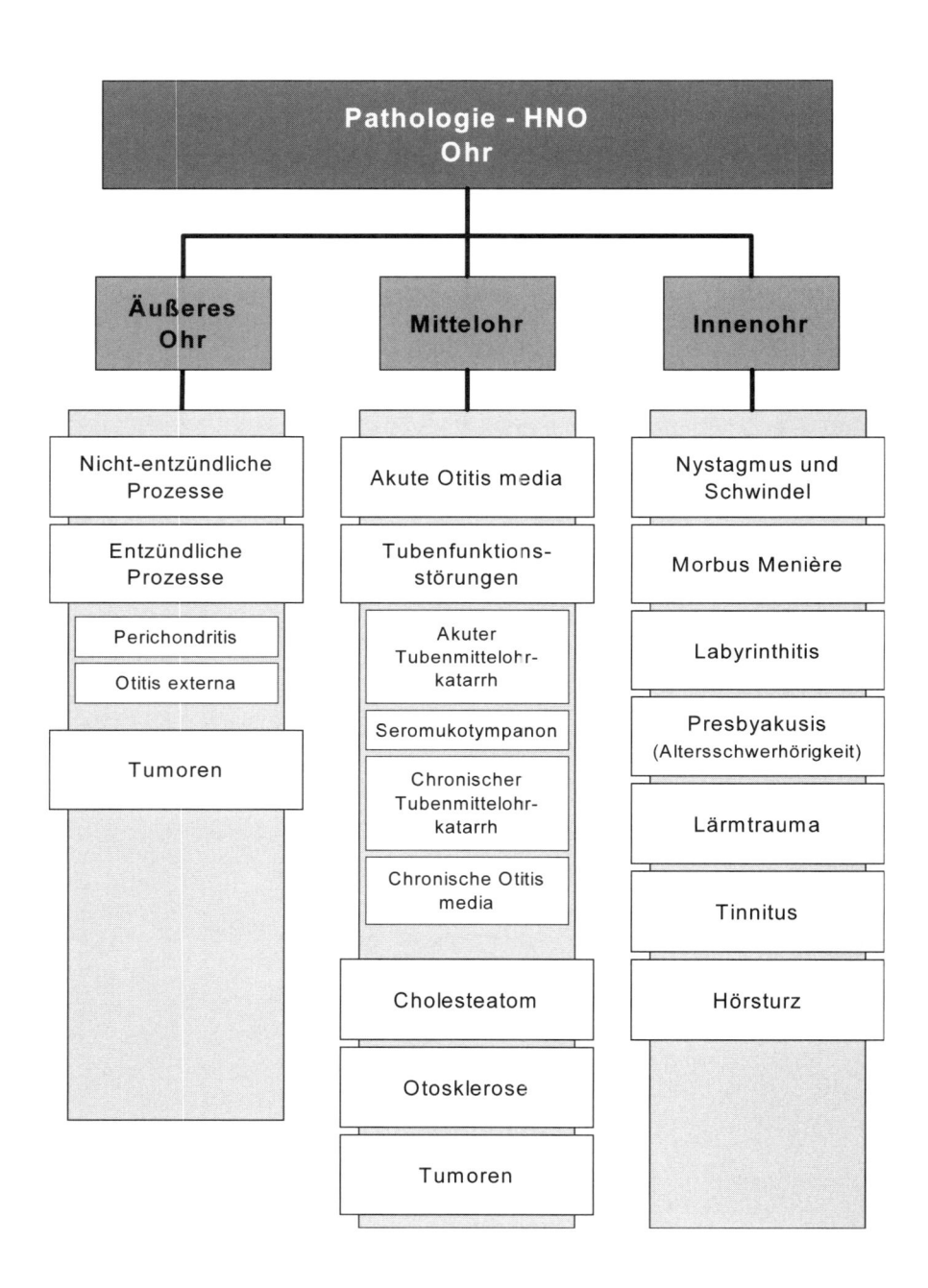

Pathologie - HNO
Ohr

Äußeres Ohr

- Nicht-entzündliche Prozesse
- Entzündliche Prozesse
  - Perichondritis
  - Otitis externa
- Tumoren

Mittelohr

- Akute Otitis media
- Tubenfunktionsstörungen
  - Akuter Tubenmittelohrkatarrh
  - Seromukotympanon
  - Chronischer Tubenmittelohrkatarrh
  - Chronische Otitis media
- Cholesteatom
- Otosklerose
- Tumoren

Innenohr

- Nystagmus und Schwindel
- Morbus Menière
- Labyrinthitis
- Presbyakusis (Altersschwerhörigkeit)
- Lärmtrauma
- Tinnitus
- Hörsturz

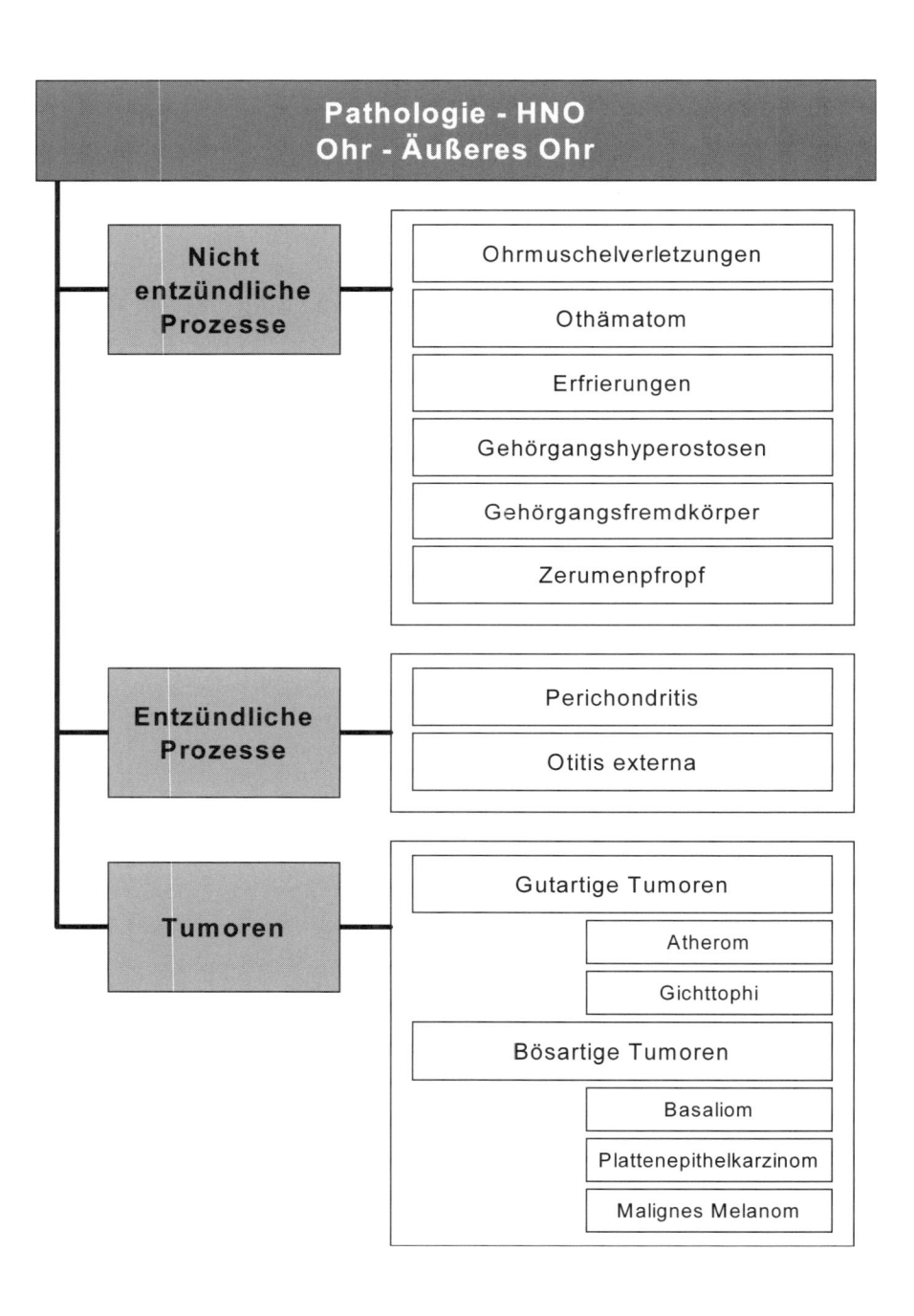

Pathologie - HNO
Ohr - Äußeres Ohr

Nicht entzündliche Prozesse
- Ohrmuschelverletzungen
- Othämatom
- Erfrierungen
- Gehörgangshyperostosen
- Gehörgangsfremdkörper
- Zerumenpfropf

Entzündliche Prozesse
- Perichondritis
- Otitis externa

Tumoren
- Gutartige Tumoren
  - Atherom
  - Gichttophi
- Bösartige Tumoren
  - Basaliom
  - Plattenepithelkarzinom
  - Malignes Melanom

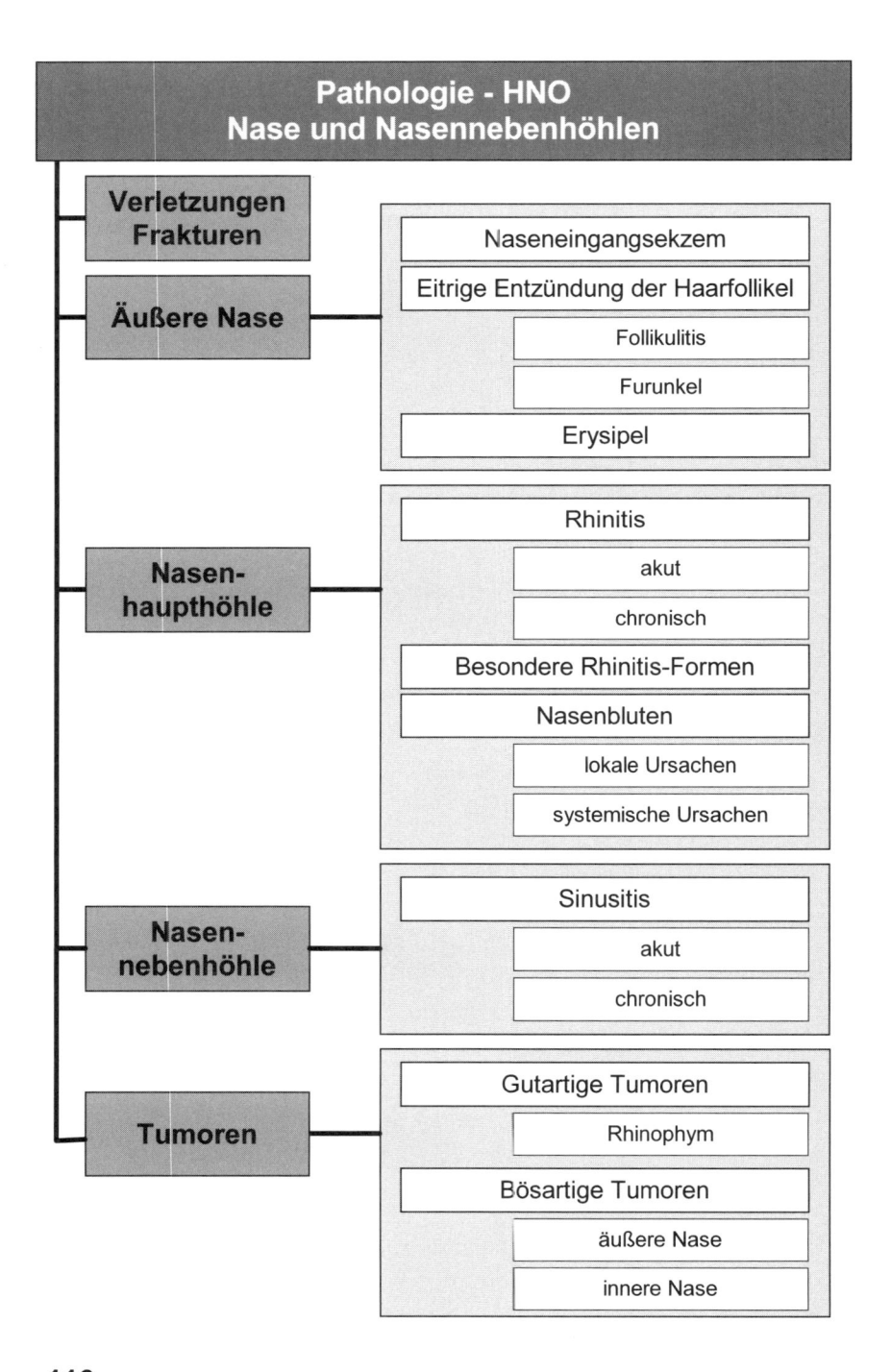

Pathologie - HNO
Nase und Nasennebenhöhlen

Verletzungen Frakturen

Äußere Nase
- Naseneingangsekzem
- Eitrige Entzündung der Haarfollikel
  - Follikulitis
  - Furunkel
- Erysipel

Nasen-haupthöhle
- Rhinitis
  - akut
  - chronisch
- Besondere Rhinitis-Formen
- Nasenbluten
  - lokale Ursachen
  - systemische Ursachen

Nasen-nebenhöhle
- Sinusitis
  - akut
  - chronisch

Tumoren
- Gutartige Tumoren
  - Rhinophym
- Bösartige Tumoren
  - äußere Nase
  - innere Nase

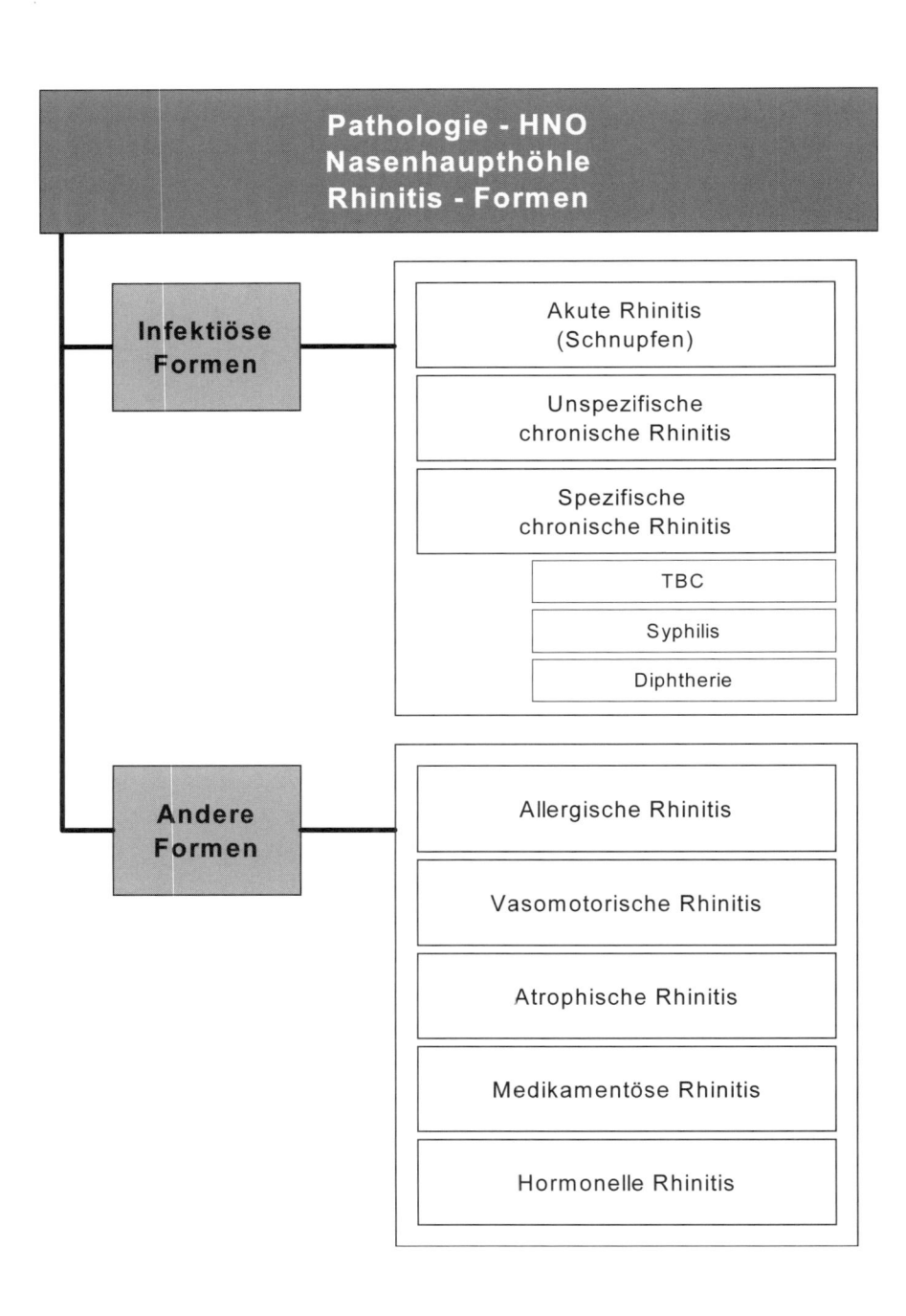

Pathologie - HNO
Nasenhaupthöhle
Rhinitis - Formen

Infektiöse Formen

- Akute Rhinitis (Schnupfen)
- Unspezifische chronische Rhinitis
- Spezifische chronische Rhinitis
  - TBC
  - Syphilis
  - Diphtherie

Andere Formen

- Allergische Rhinitis
- Vasomotorische Rhinitis
- Atrophische Rhinitis
- Medikamentöse Rhinitis
- Hormonelle Rhinitis

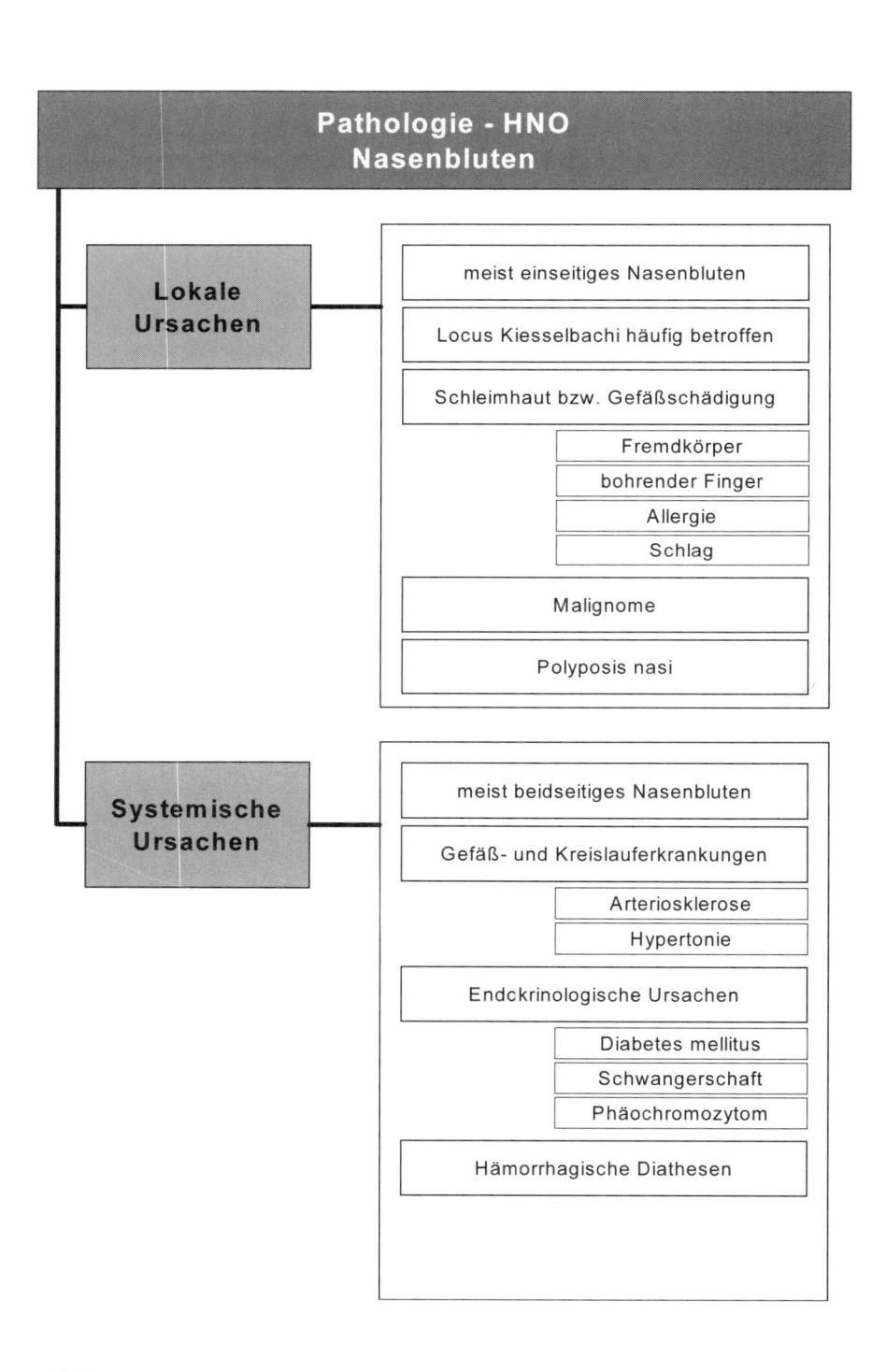

Pathologie - HNO
Nasenbluten

Lokale Ursachen

- meist einseitiges Nasenbluten
- Locus Kiesselbachi häufig betroffen
- Schleimhaut bzw. Gefäßschädigung
  - Fremdkörper
  - bohrender Finger
  - Allergie
  - Schlag
- Malignome
- Polyposis nasi

Systemische Ursachen

- meist beidseitiges Nasenbluten
- Gefäß- und Kreislauferkrankungen
  - Arteriosklerose
  - Hypertonie
- Endckrinologische Ursachen
  - Diabetes mellitus
  - Schwangerschaft
  - Phäochromozytom
- Hämorrhagische Diathesen

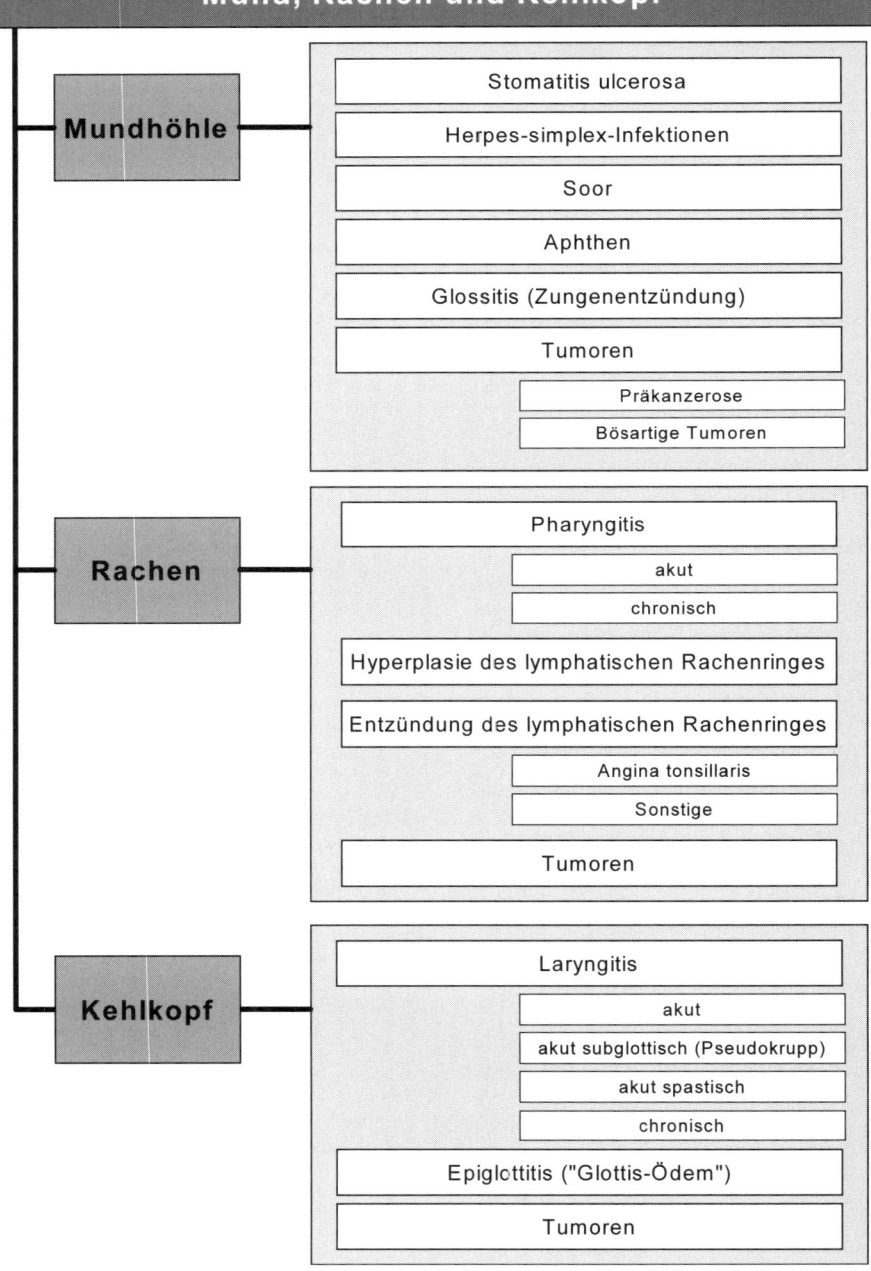

Pathologie - HNO
Mund, Rachen und Kehlkopf

Mundhöhle
- Stomatitis ulcerosa
- Herpes-simplex-Infektionen
- Soor
- Aphthen
- Glossitis (Zungenentzündung)
- Tumoren
  - Präkanzerose
  - Bösartige Tumoren

Rachen
- Pharyngitis
  - akut
  - chronisch
- Hyperplasie des lymphatischen Rachenringes
- Entzündung des lymphatischen Rachenringes
  - Angina tonsillaris
  - Sonstige
- Tumoren

Kehlkopf
- Laryngitis
  - akut
  - akut subglottisch (Pseudokrupp)
  - akut spastisch
  - chronisch
- Epiglottitis ("Glottis-Ödem")
- Tumoren

Pathologie - HNO
Mund, Rachen und Kehlkopf
DD der akuten Tonsillitis

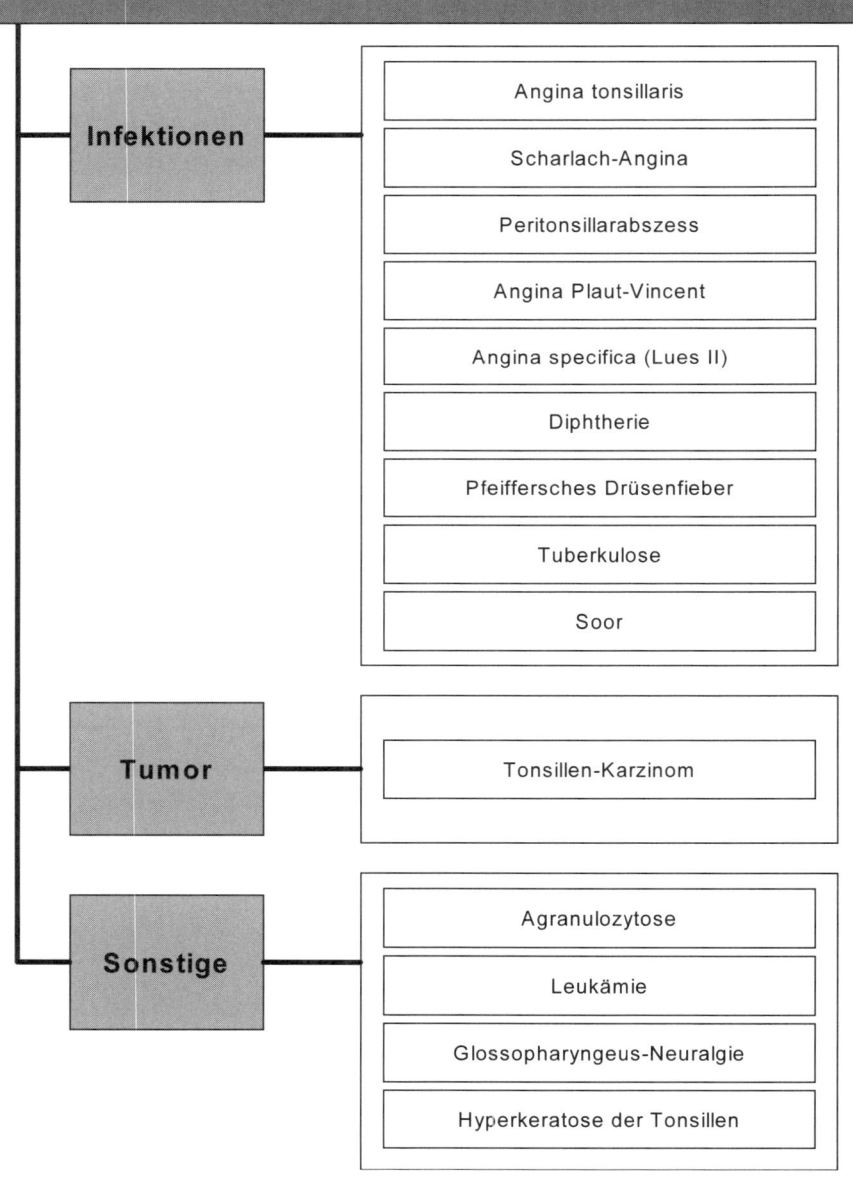

Infektionen
- Angina tonsillaris
- Scharlach-Angina
- Peritonsillarabszess
- Angina Plaut-Vincent
- Angina specifica (Lues II)
- Diphtherie
- Pfeiffersches Drüsenfieber
- Tuberkulose
- Soor

Tumor
- Tonsillen-Karzinom

Sonstige
- Agranulozytose
- Leukämie
- Glossopharyngeus-Neuralgie
- Hyperkeratose der Tonsillen

Orthopädie

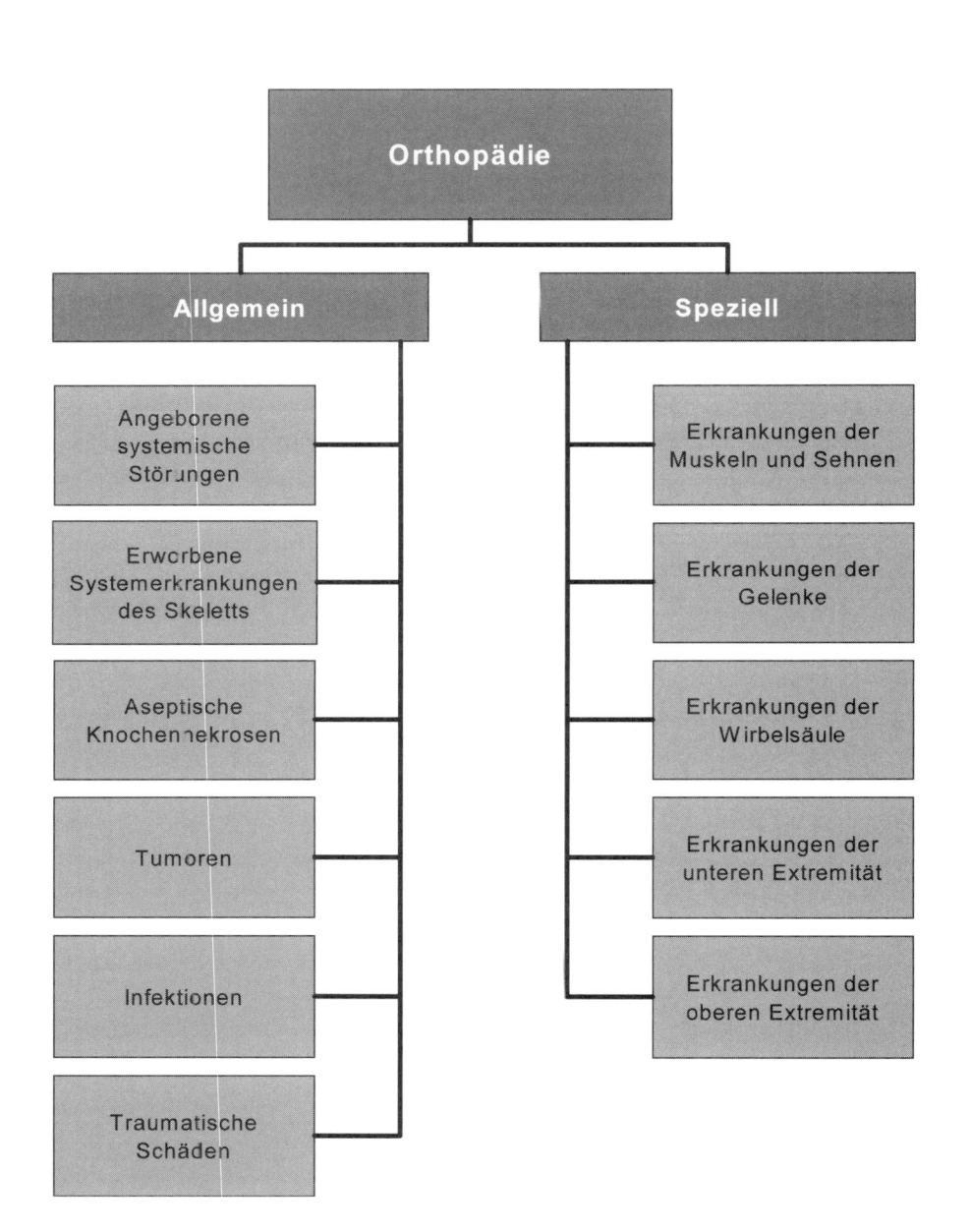

Orthopädie

Allgemein

- Angeborene systemische Störungen
- Erworbene Systemerkrankungen des Skeletts
- Aseptische Knochennekrosen
- Tumoren
- Infektionen
- Traumatische Schäden

Speziell

- Erkrankungen der Muskeln und Sehnen
- Erkrankungen der Gelenke
- Erkrankungen der Wirbelsäule
- Erkrankungen der unteren Extremität
- Erkrankungen der oberen Extremität

Orthopädie

Allgemein

Angeborene systemische Störungen

Knochen	Bindegewebe
Osteogenesis imperfecta	Marfan-Syndrom
Marmorknochenkrkh.	
Neurofibromatose	

Erworbene Systemerkrankungen des Skelettes

verminderte Knochendichte	erhöhte Knochendichte
Osteoporose	Morbus Paget
Metabolische Osteopathie	

Aseptische Knochennekrosen

Kinder u. Jugendliche	Erwachsene
Morbus Perthes	Hüftkopfnekrose
Morbus Schlatter	Sonstige
Sonstige	

Tumoren

gutartige	bösartige

Infektionen

Osteomyelitis

Eitrige Arthritis

Traumatische Schäden

Knochen	Gelenke
Frakturen	Prellung (Kontusion)
	Zerrung (Distorsion)
	Verrenkung (Luxation)

Muskeln und Sehnen

Muskelzerrung / Muskelruptur

Sehnenruptur

Speziell

Erkrankungen der Muskeln und Sehnen

Muskeln	Sehnen
Reaktive Veränderungen	Tendopathien
	Tendovaginitis

Erkrankungen der Gelenke

Arthrose

Erkrankungen des Synovialgewebes

Gicht

Erkrankungen der Wirbelsäule

Kyphosen

Skoliosen

Spondylitis

Degenerative Veränderungen

Andere

Erkrankungen der unteren Extremität

Hüftgelenke	Fuß
Coxa vara/Coxa valga	Fußdeformitäten
Coxarthrose	Hallux valgus

Kniegelenke	
Kniegelenkerguss	Meniskusschäden
Genu valgum Genu varum	Bandverletzungen
	Gonarthrose

Erkrankungen der oberen Extremität

Schulter	Ellenbogen
Sehnensyndrome	Tennisellenbogen

Unterarm und Hand
Dupuytren-Kontraktur

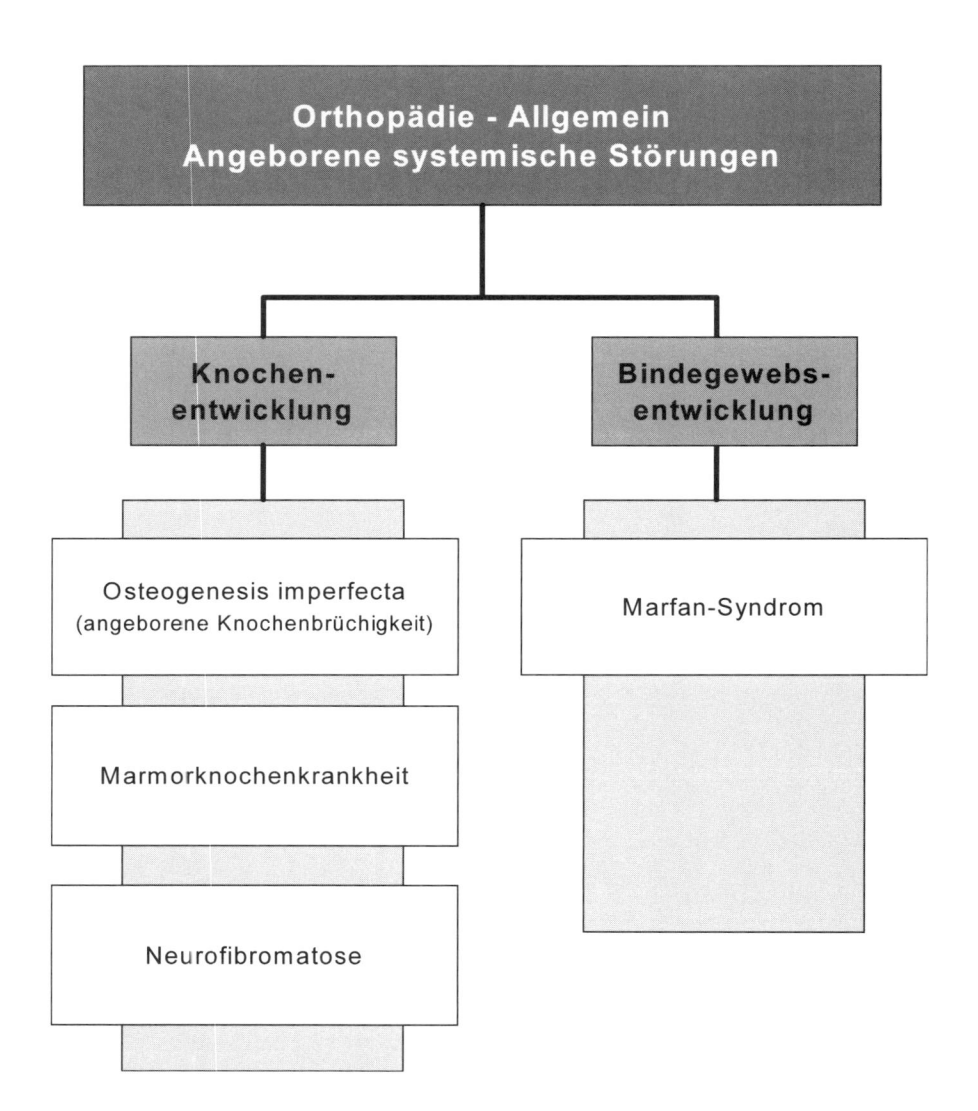

**Orthopädie - Allgemein
Angeborene systemische Störungen**

**Knochen-
entwicklung**

**Bindegewebs-
entwicklung**

Osteogenesis imperfecta
(angeborene Knochenbrüchigkeit)

Marfan-Syndrom

Marmorknochenkrankheit

Neurofibromatose

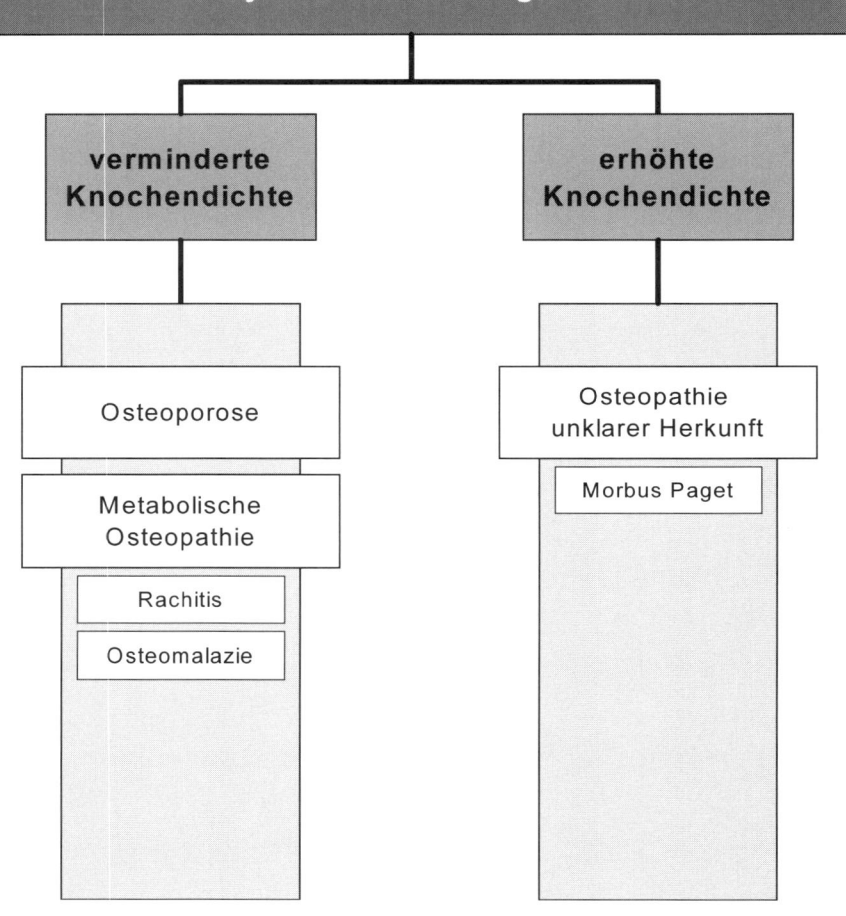

Orthopädie - Allgemein
Erworbene Systemerkrankungen des Skeletts

verminderte Knochendichte

Osteoporose

Metabolische Osteopathie

Rachitis

Osteomalazie

erhöhte Knochendichte

Osteopathie unklarer Herkunft

Morbus Paget

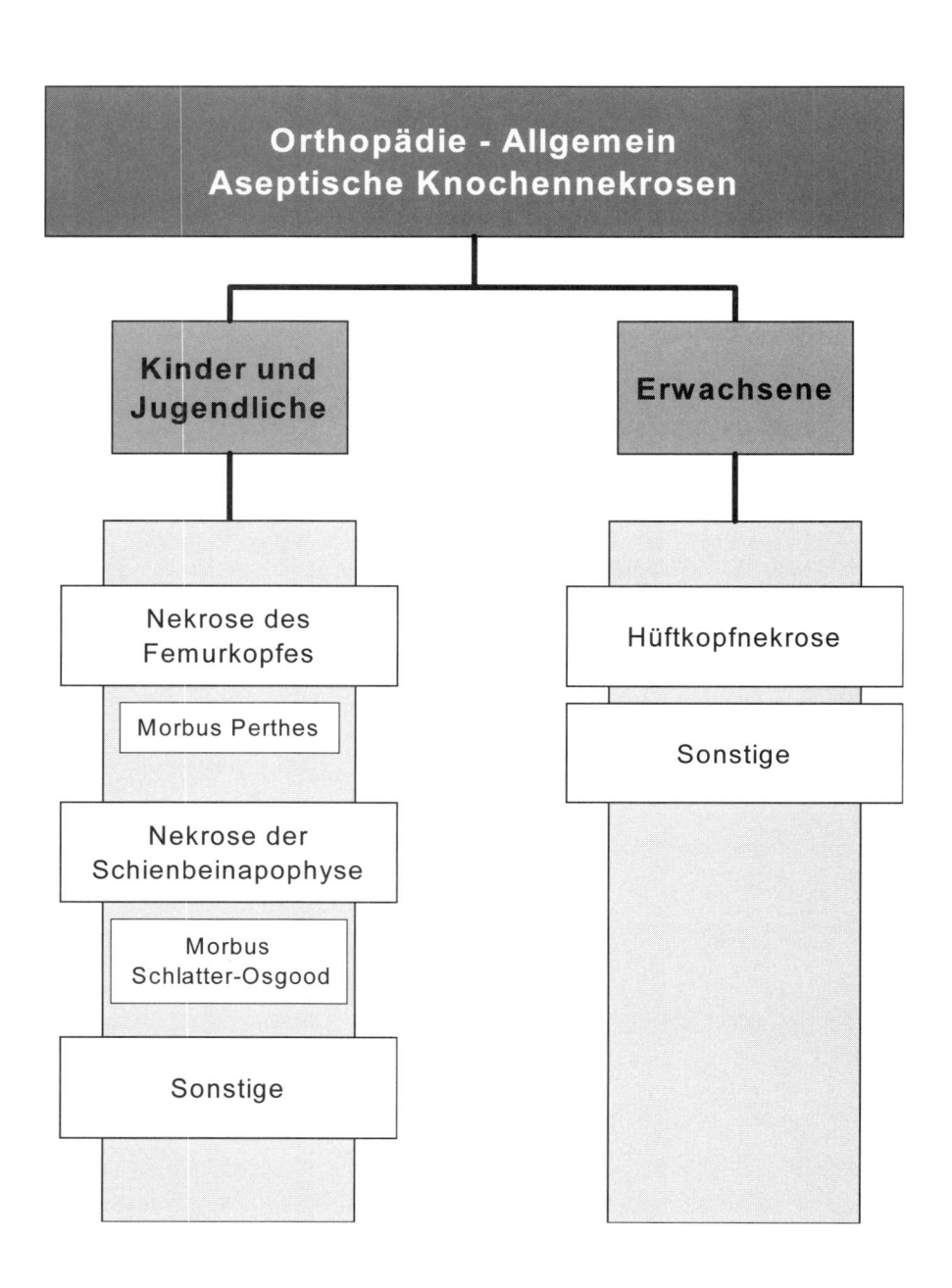

Orthopädie - Allgemein
Aseptische Knochennekrosen

Kinder und Jugendliche

- Nekrose des Femurkopfes
  - Morbus Perthes
- Nekrose der Schienbeinapophyse
  - Morbus Schlatter-Osgood
- Sonstige

Erwachsene

- Hüftkopfnekrose
- Sonstige

Orthopädie - Allgemein
Tumoren

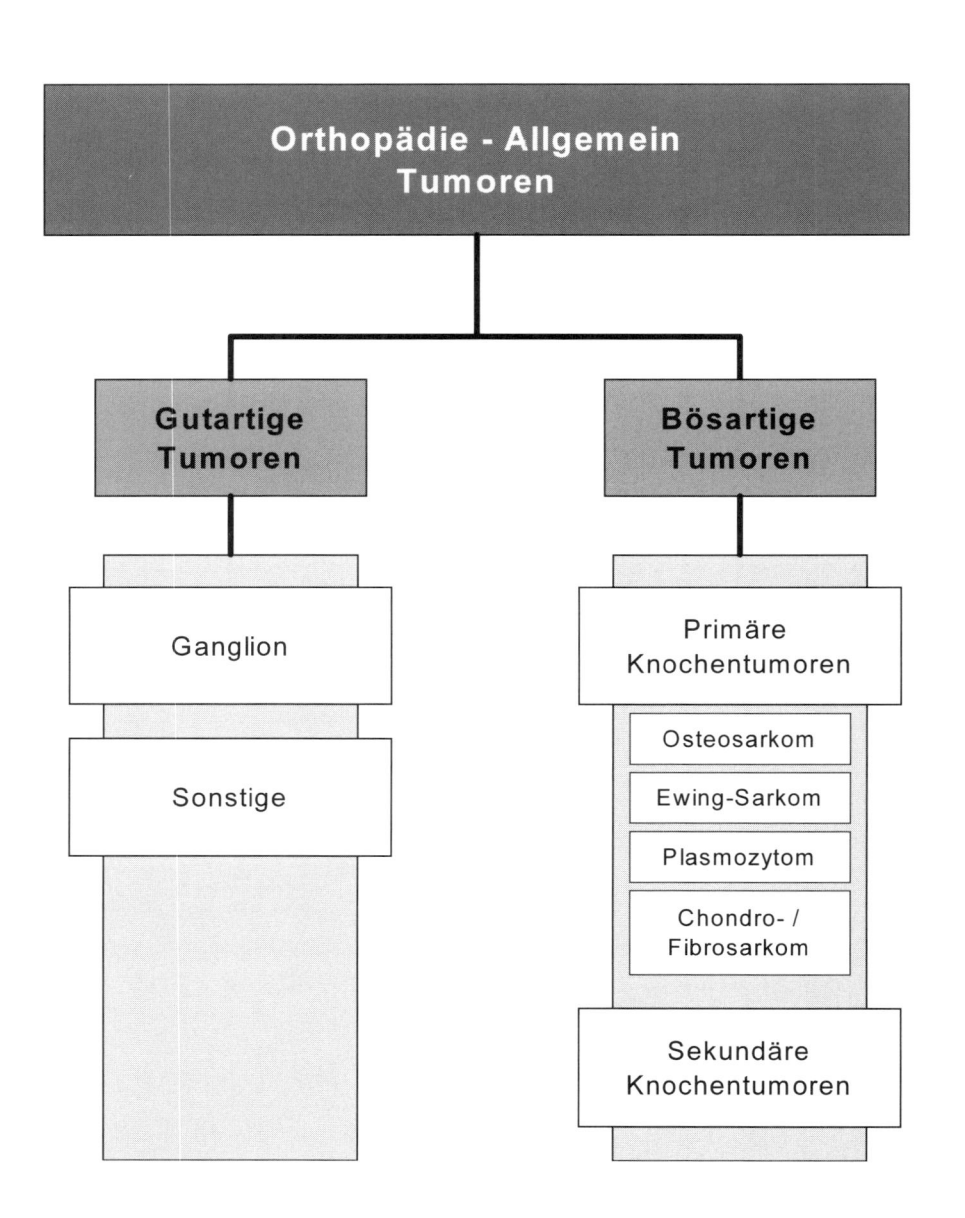

Gutartige Tumoren

- Ganglion
- Sonstige

Bösartige Tumoren

- Primäre Knochentumoren
  - Osteosarkom
  - Ewing-Sarkom
  - Plasmozytom
  - Chondro- / Fibrosarkom
- Sekundäre Knochentumoren

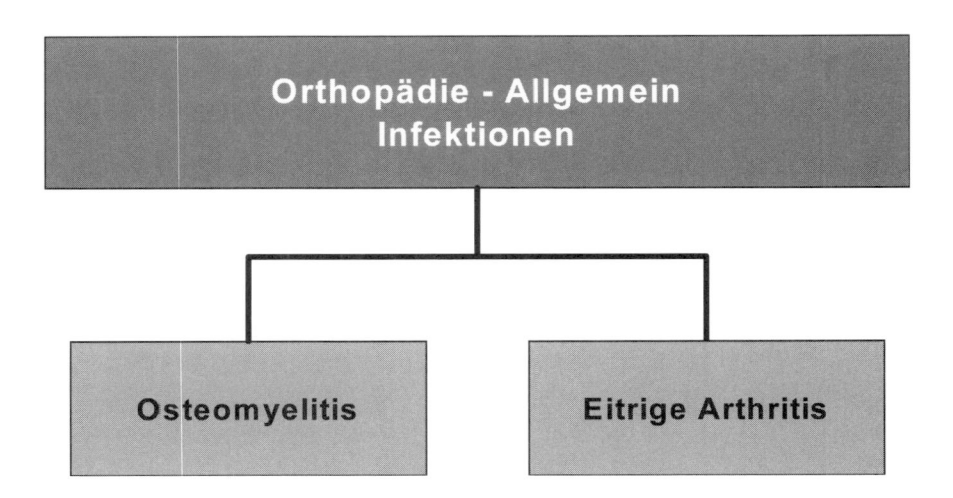

Orthopädie - Allgemein
Infektionen

Osteomyelitis

Eitrige Arthritis

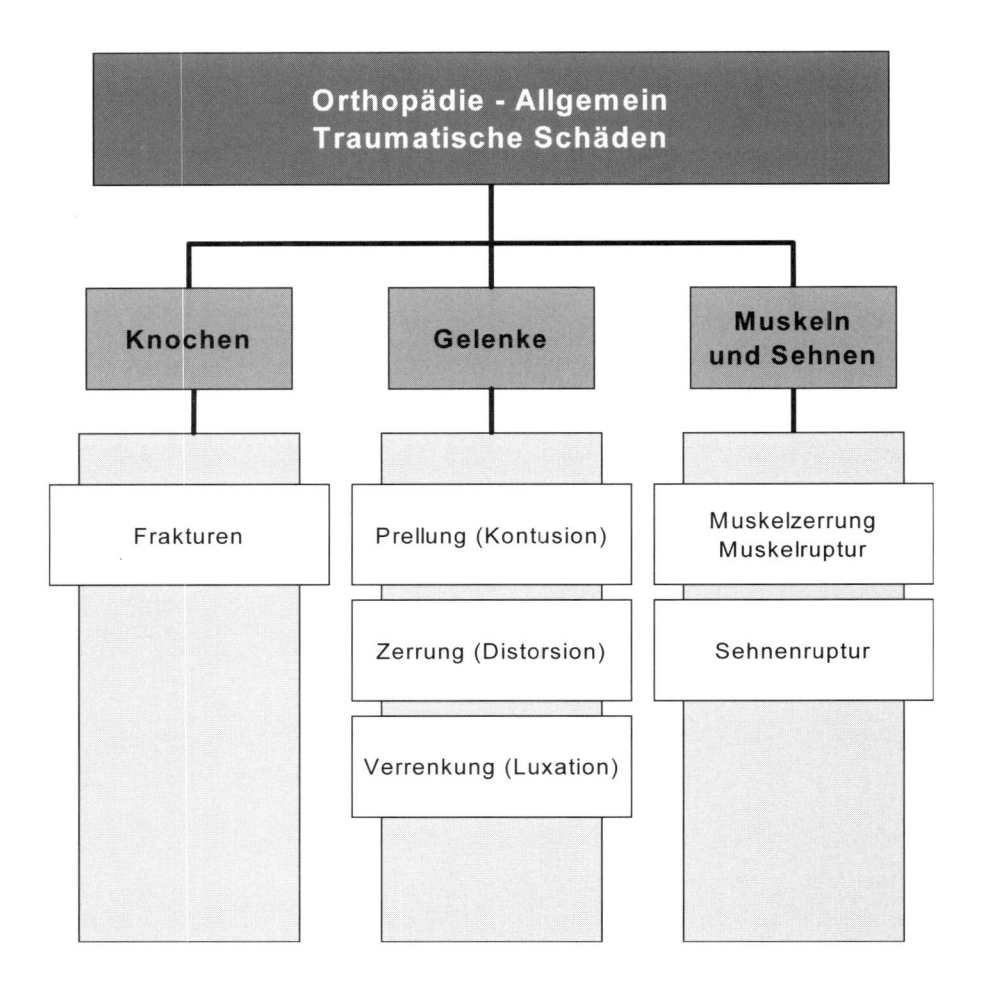

Orthopädie - Allgemein
Traumatische Schäden

Knochen	Gelenke	Muskeln und Sehnen
Frakturen	Prellung (Kontusion)	Muskelzerrung Muskelruptur
	Zerrung (Distorsion)	Sehnenruptur
	Verrenkung (Luxation)	

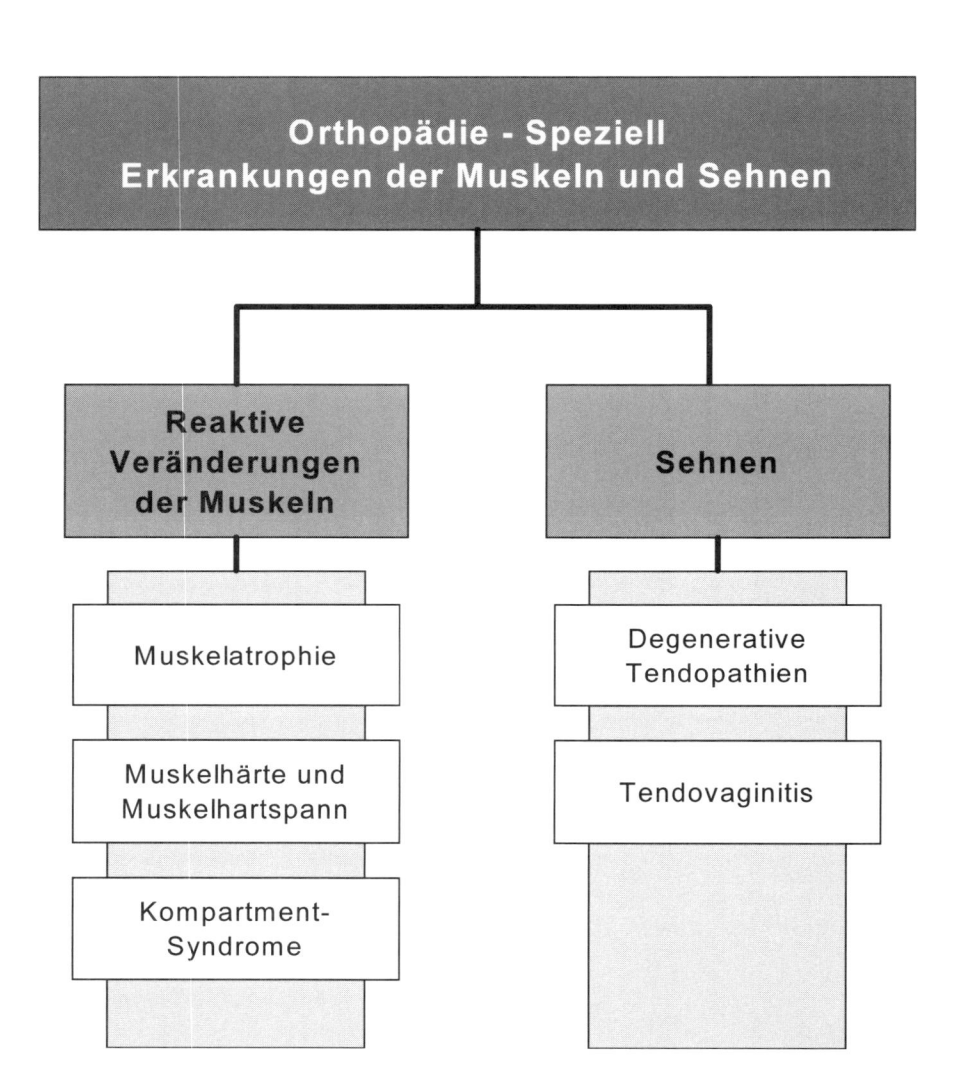

Orthopädie - Speziell
Erkrankungen der Muskeln und Sehnen

Reaktive Veränderungen der Muskeln

- Muskelatrophie
- Muskelhärte und Muskelhartspann
- Kompartment-Syndrome

Sehnen

- Degenerative Tendopathien
- Tendovaginitis

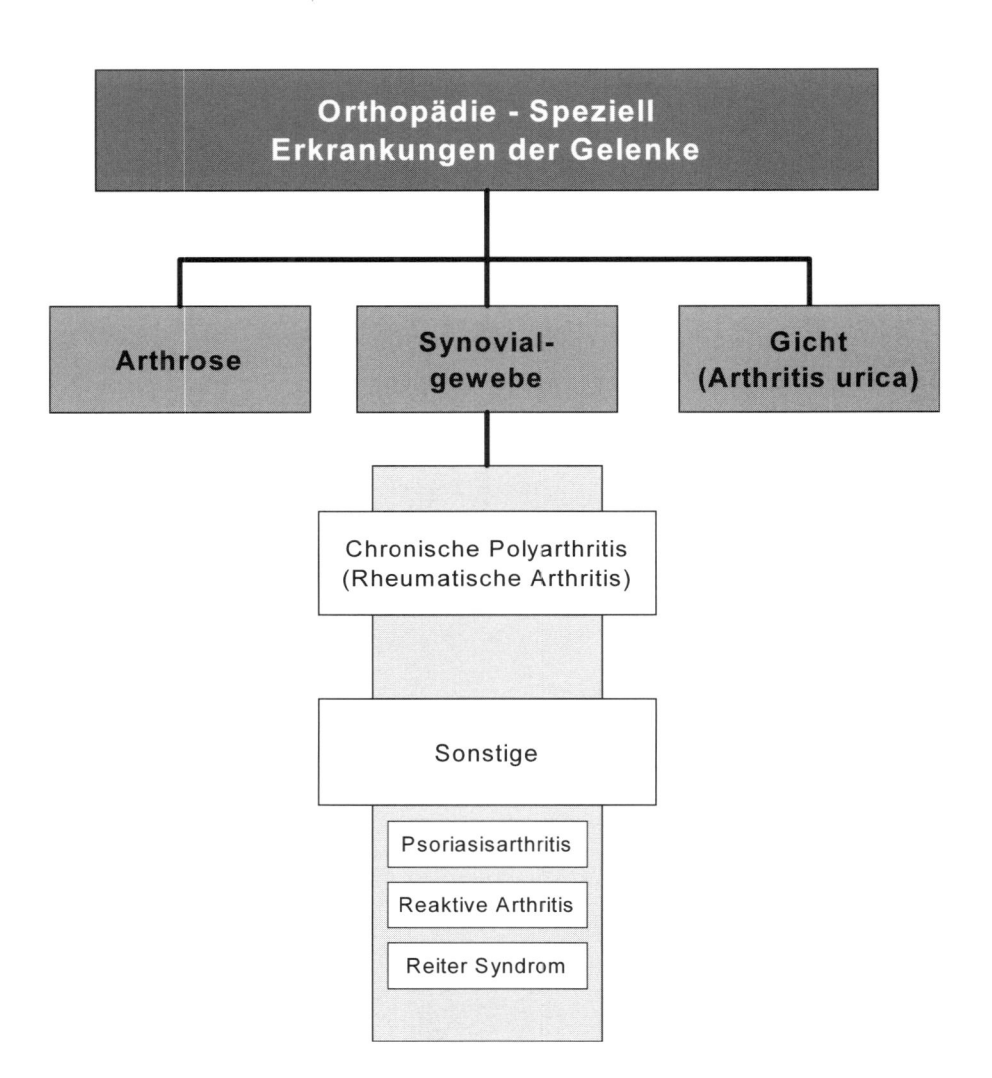

**Orthopädie - Speziell
Erkrankungen der Gelenke**

Arthrose

Synovial-gewebe

**Gicht
(Arthritis urica)**

Chronische Polyarthritis
(Rheumatische Arthritis)

Sonstige

Psoriasisarthritis

Reaktive Arthritis

Reiter Syndrom

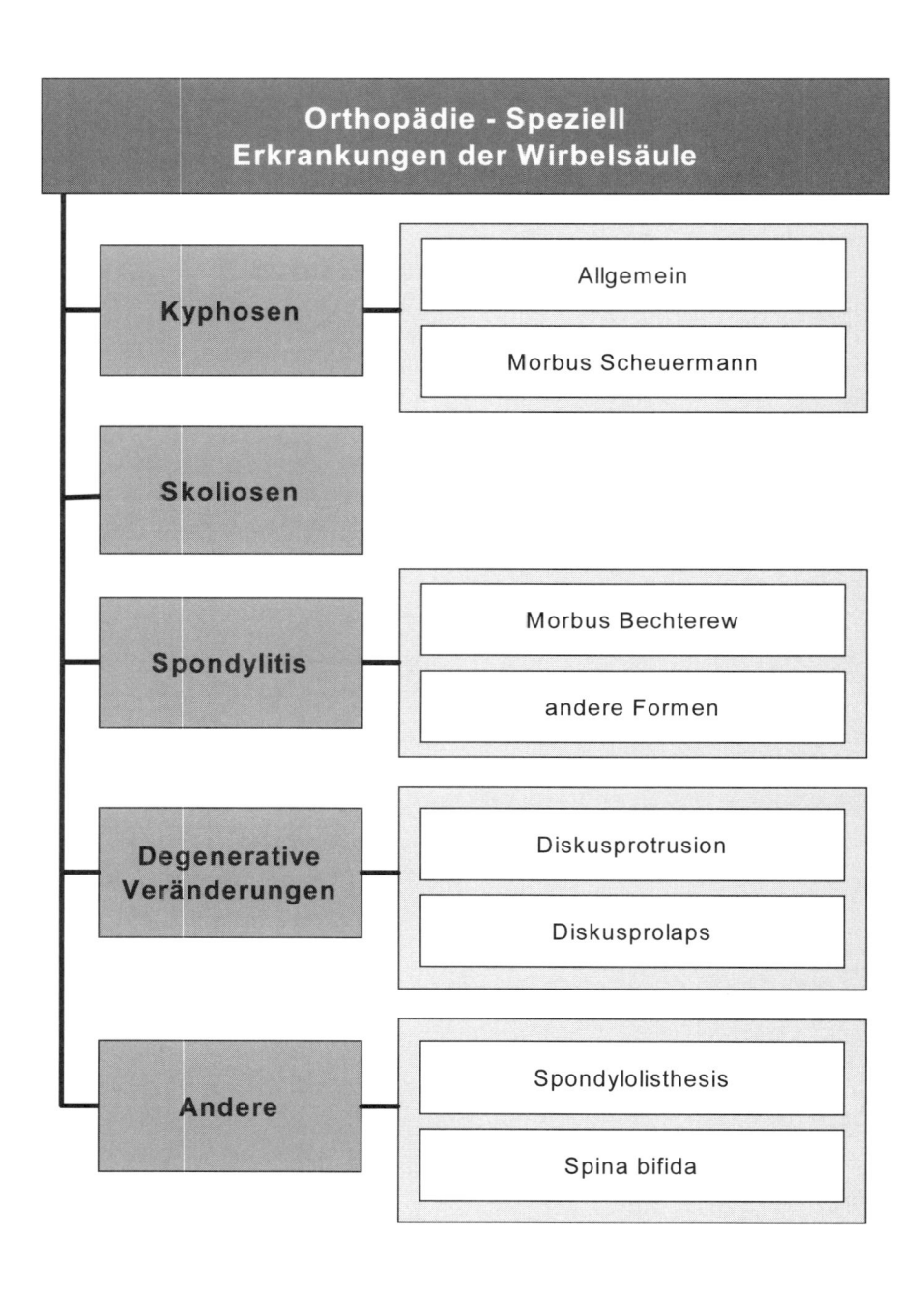

Orthopädie - Speziell
Erkrankungen der Wirbelsäule

Kyphosen
- Allgemein
- Morbus Scheuermann

Skoliosen

Spondylitis
- Morbus Bechterew
- andere Formen

Degenerative Veränderungen
- Diskusprotrusion
- Diskusprolaps

Andere
- Spondylolisthesis
- Spina bifida

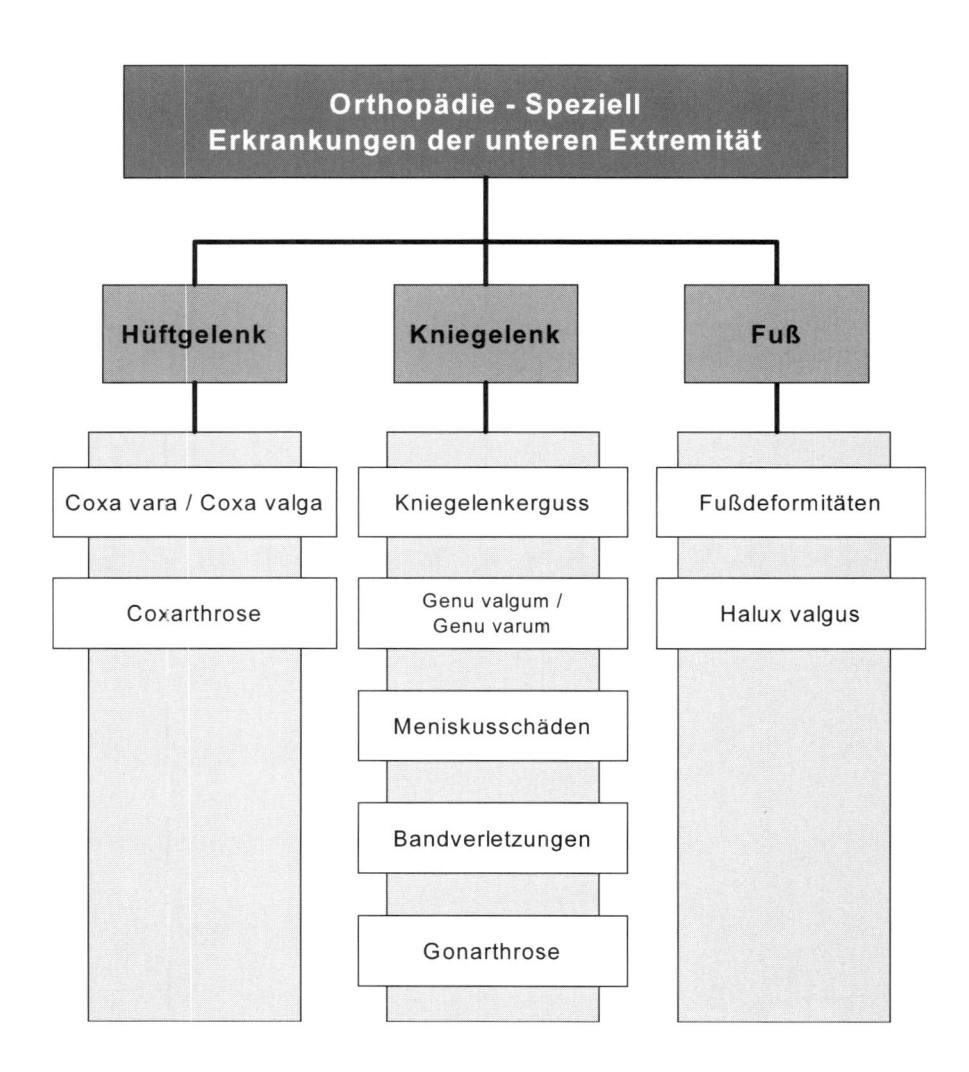

Orthopädie - Speziell
Erkrankungen der unteren Extremität

Hüftgelenk
- Coxa vara / Coxa valga
- Coxarthrose

Kniegelenk
- Kniegelenkerguss
- Genu valgum / Genu varum
- Meniskusschäden
- Bandverletzungen
- Gonarthrose

Fuß
- Fußdeformitäten
- Halux valgus

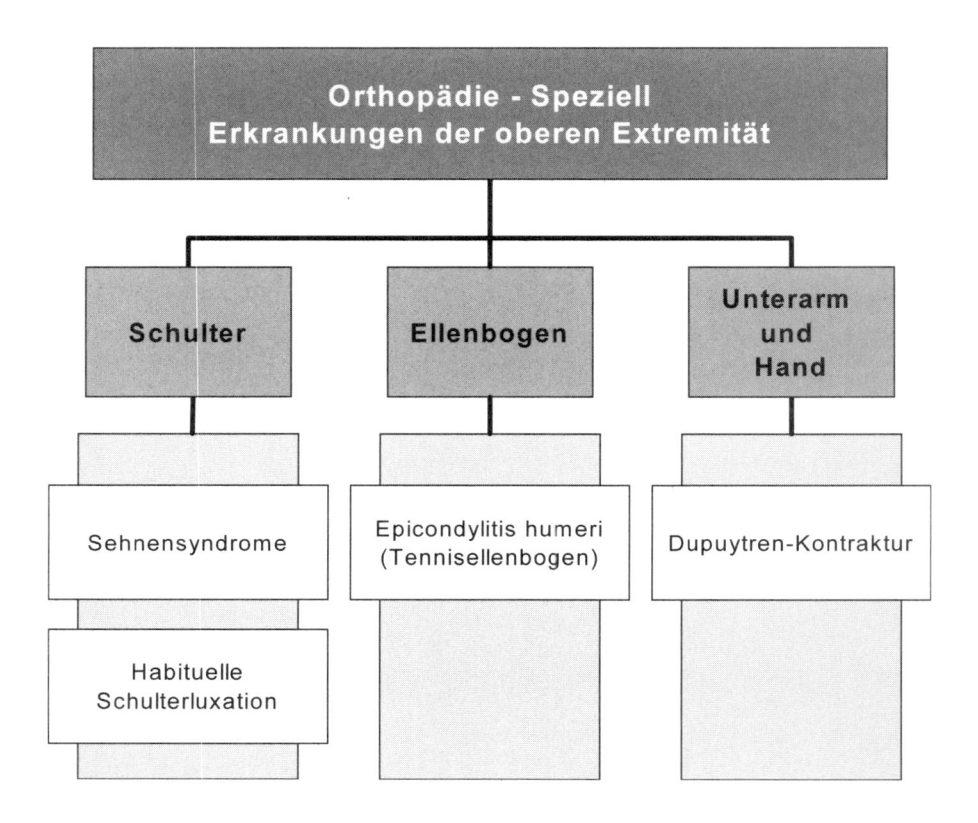

**Orthopädie - Speziell
Erkrankungen der oberen Extremität**

Schulter

Ellenbogen

**Unterarm
und
Hand**

Sehnensyndrome

Epicondylitis humeri
(Tennisellenbogen)

Dupuytren-Kontraktur

Habituelle
Schulterluxation

Dermatologie

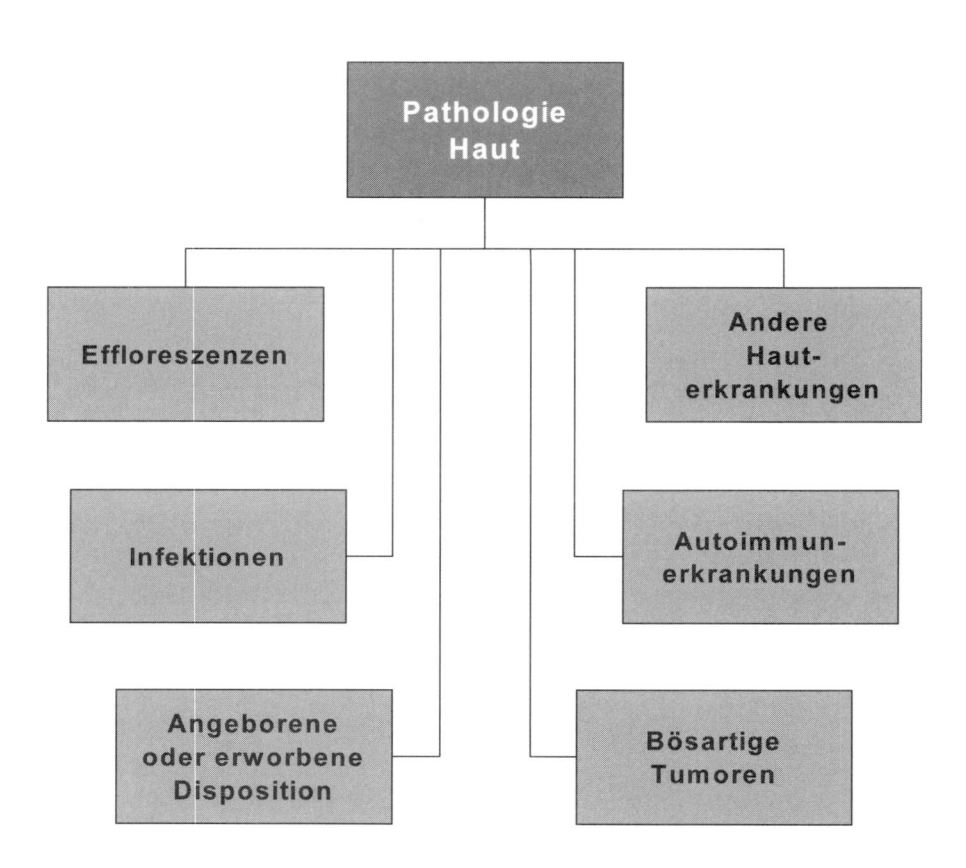

Pathologie - Haut

Effloreszenzen

Infektionen

Bakterielle Infektionen

Impetigo contagiosa

Erysipel

Phlegmone

Hautborreliose

Exanthematisch-bakterielle Erkrankungen

Virale Infektionen

Verrucae vulgares

Herpes simplex

Exanthematische Viruserkrankungen

Pilzinfektionen

Tinea

Candidose

Angeborene oder erworbene Disposition

Entzündliche Reaktionen der Epidermis

Entzündliche Reaktionen der Dermis

Entzündliche Reaktionen der Subkutis

Psoriasis vulgaris

Bösartige Tumoren

Basaliom

Melanom

Plattenepithelkarzinom

Autoimmunerkrankungen

Kollagenosen

Lupus erythematodes

Sklerodermie

Dermatomyositis

Bullöse Autoimmunerkrankungen

Pemphigusgruppe

Dermatitis herpetiformis

Andere Hauterkrankungen

Acne vulgaris

Vitiligo

Sonnenbrand

Lichen ruber planus

158

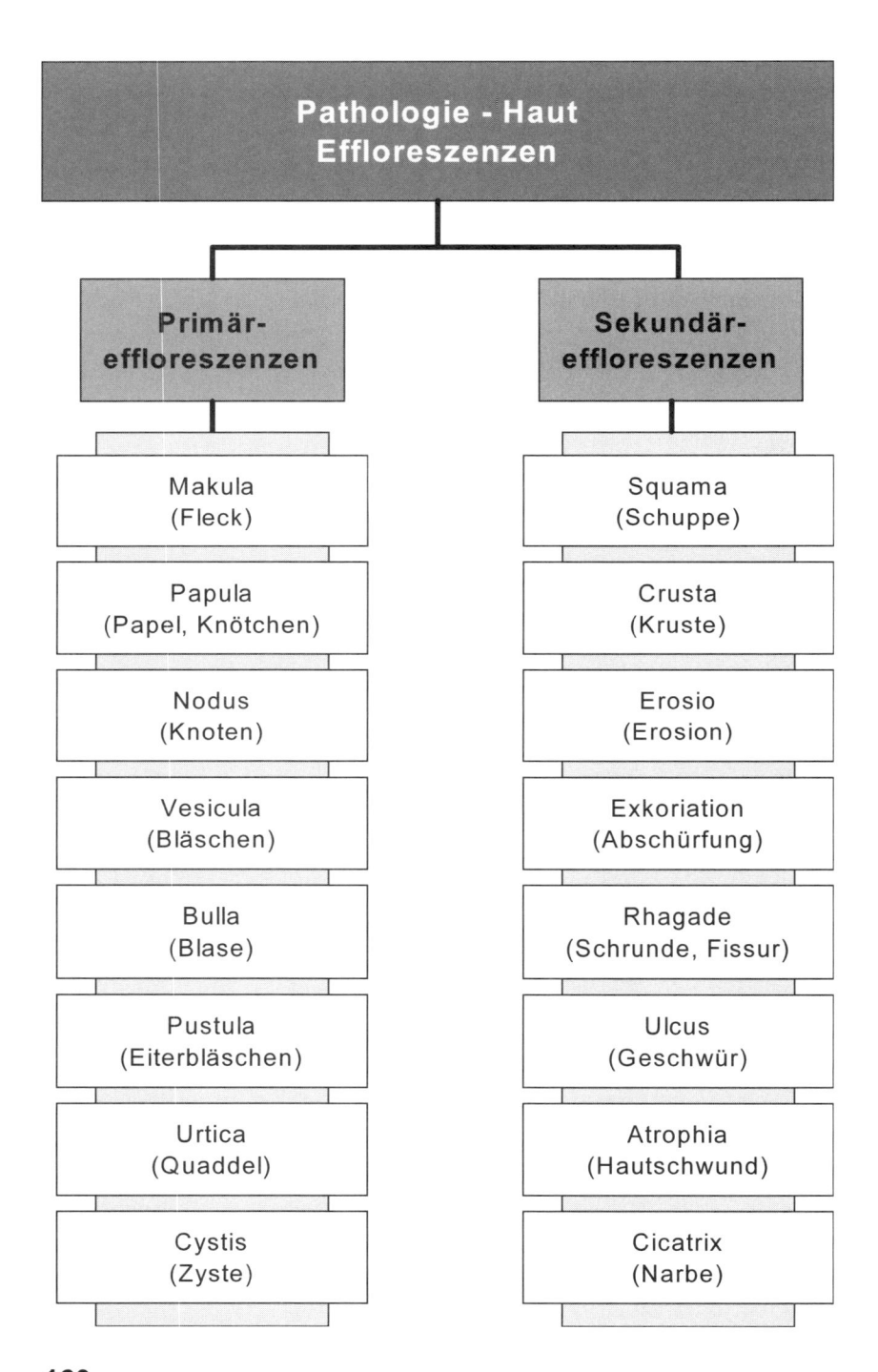

Pathologie - Haut
Effloreszenzen

Primär-effloreszenzen

Makula (Fleck)	
Papula (Papel, Knötchen)	
Nodus (Knoten)	
Vesicula (Bläschen)	
Bulla (Blase)	
Pustula (Eiterbläschen)	
Urtica (Quaddel)	
Cystis (Zyste)	

Sekundär-effloreszenzen

Squama (Schuppe)	
Crusta (Kruste)	
Erosio (Erosion)	
Exkoriation (Abschürfung)	
Rhagade (Schrunde, Fissur)	
Ulcus (Geschwür)	
Atrophia (Hautschwund)	
Cicatrix (Narbe)	

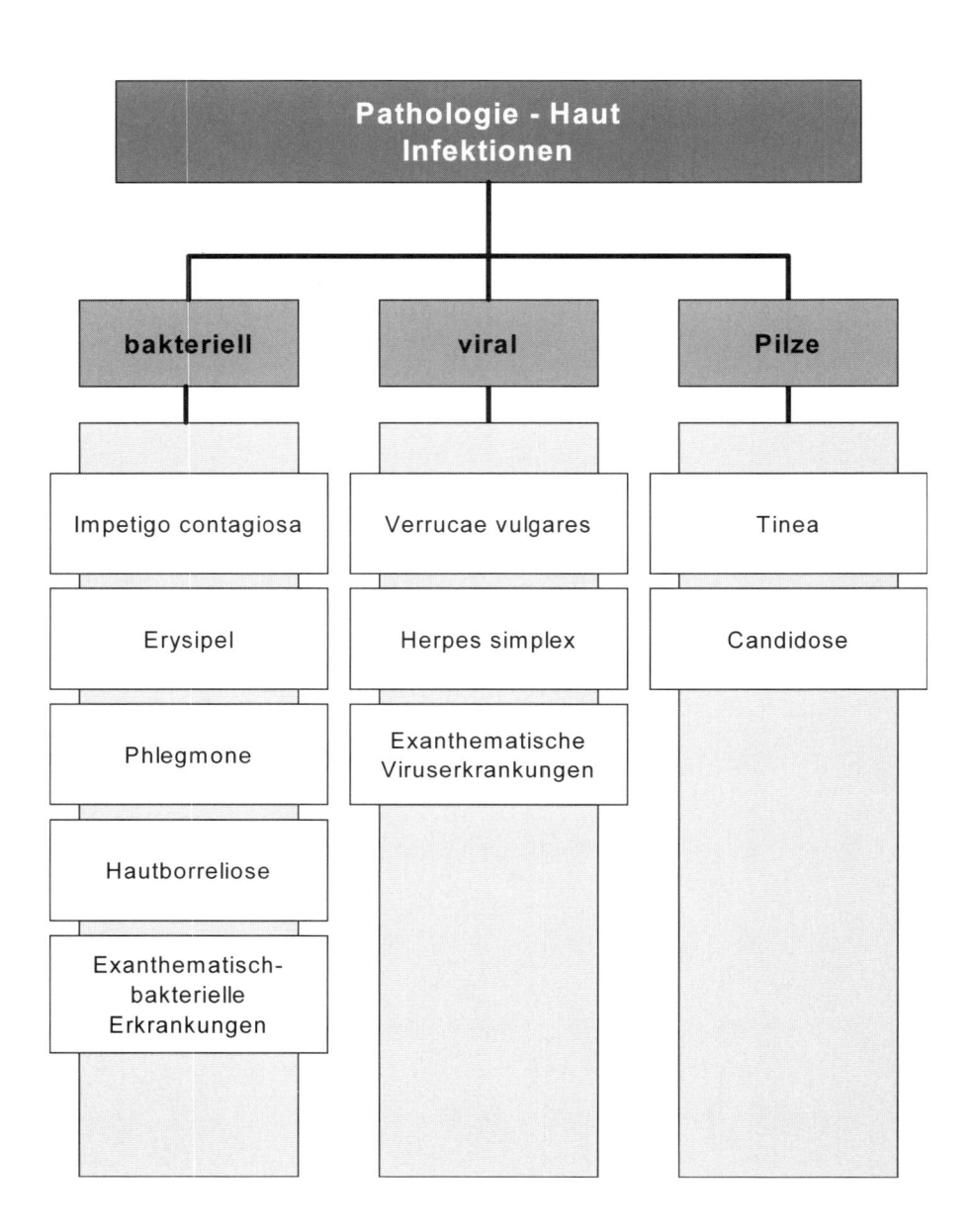

Pathologie - Haut
Infektionen

bakteriell	**viral**	**Pilze**
Impetigo contagiosa	Verrucae vulgares	Tinea
Erysipel	Herpes simplex	Candidose
Phlegmone	Exanthematische Viruserkrankungen	
Hautborreliose		
Exanthematisch-bakterielle Erkrankungen		

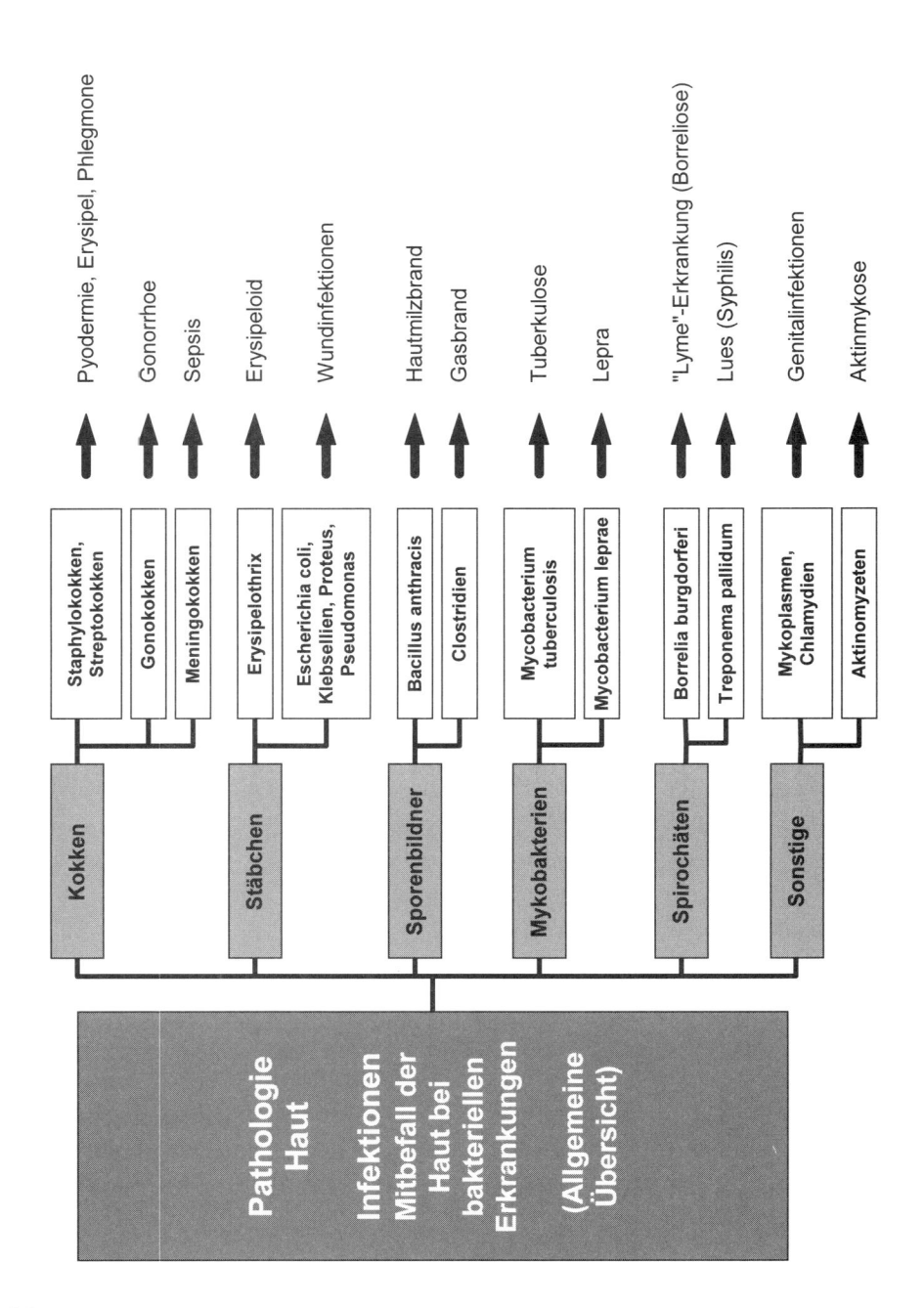

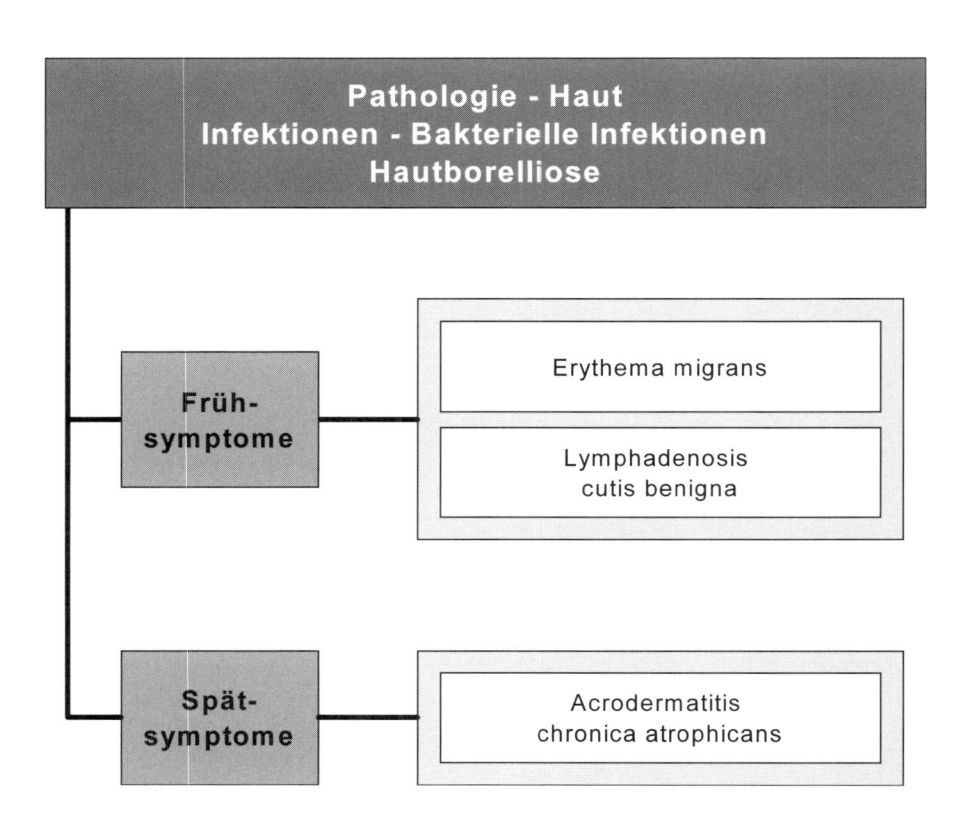

Pathologie - Haut
Infektionen - Bakterielle Infektionen
Hautborelliose

Früh-symptome

Erythema migrans

Lymphadenosis
cutis benigna

Spät-symptome

Acrodermatitis
chronica atrophicans

Scharlach

Exanthem

feinfleckig (stecknadelkopfgroß), hochrot, zusammenfließend

im Bereich von Achsel und Leisten beginnend, periorale Blässe

Lues

Primärstadium

Ulkus, Ulzera (schmerzlos, derb)

Lymphadenitis, Lymphangiitis

Sekundärstadium

Syphilitisches Primärexanthem: generalisiert-makulös ("Kieler Masern")

Rezidivexantheme: makulopapulös, psoriasiform (zunehmend weniger generalisiert)

Lokalisierte Papeln: an Handflächen und Fußsohlen, in Perigenital-/Perianalregion (Kondylome) Gesicht und Mundschleimhautregion

Weiter Hautsymptome: Leukodermie, Alopezie

Tertiärstadium

Tertiäre Syphilide: braunrote plaqueartige Herde (knotig-ulzeriert)

Gummen: subkutane, gummiartige Knoten bis mehrere Zentimeter groß

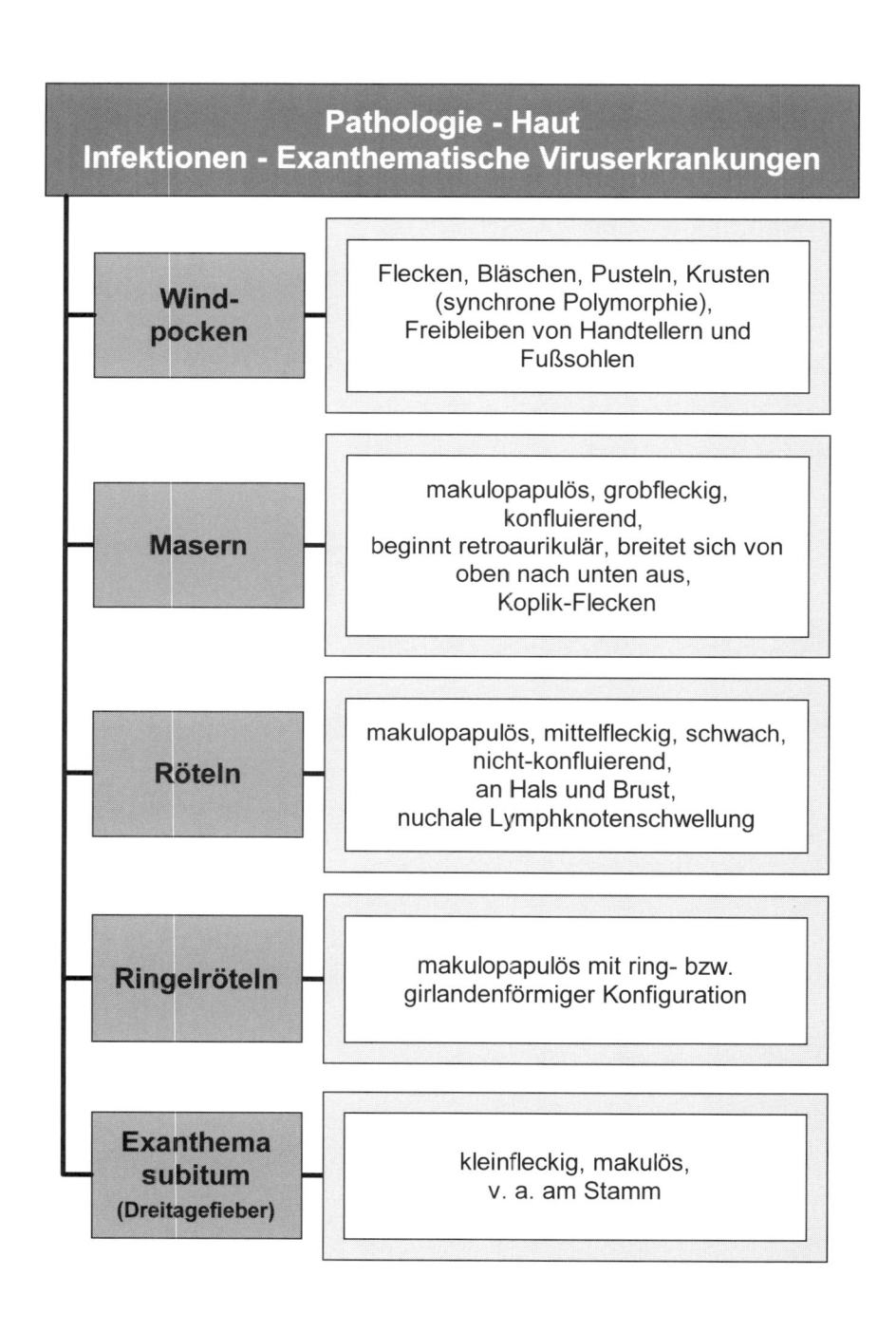

Pathologie - Haut
Infektionen - Exanthematische Viruserkrankungen

Wind-pocken

Flecken, Bläschen, Pusteln, Krusten (synchrone Polymorphie), Freibleiben von Handtellern und Fußsohlen

Masern

makulopapulös, grobfleckig, konfluierend, beginnt retroaurikulär, breitet sich von oben nach unten aus, Koplik-Flecken

Röteln

makulopapulös, mittelfleckig, schwach, nicht-konfluierend, an Hals und Brust, nuchale Lymphknotenschwellung

Ringelröteln

makulopapulös mit ring- bzw. girlandenförmiger Konfiguration

Exanthema subitum (Dreitagefieber)

kleinfleckig, makulös, v. a. am Stamm

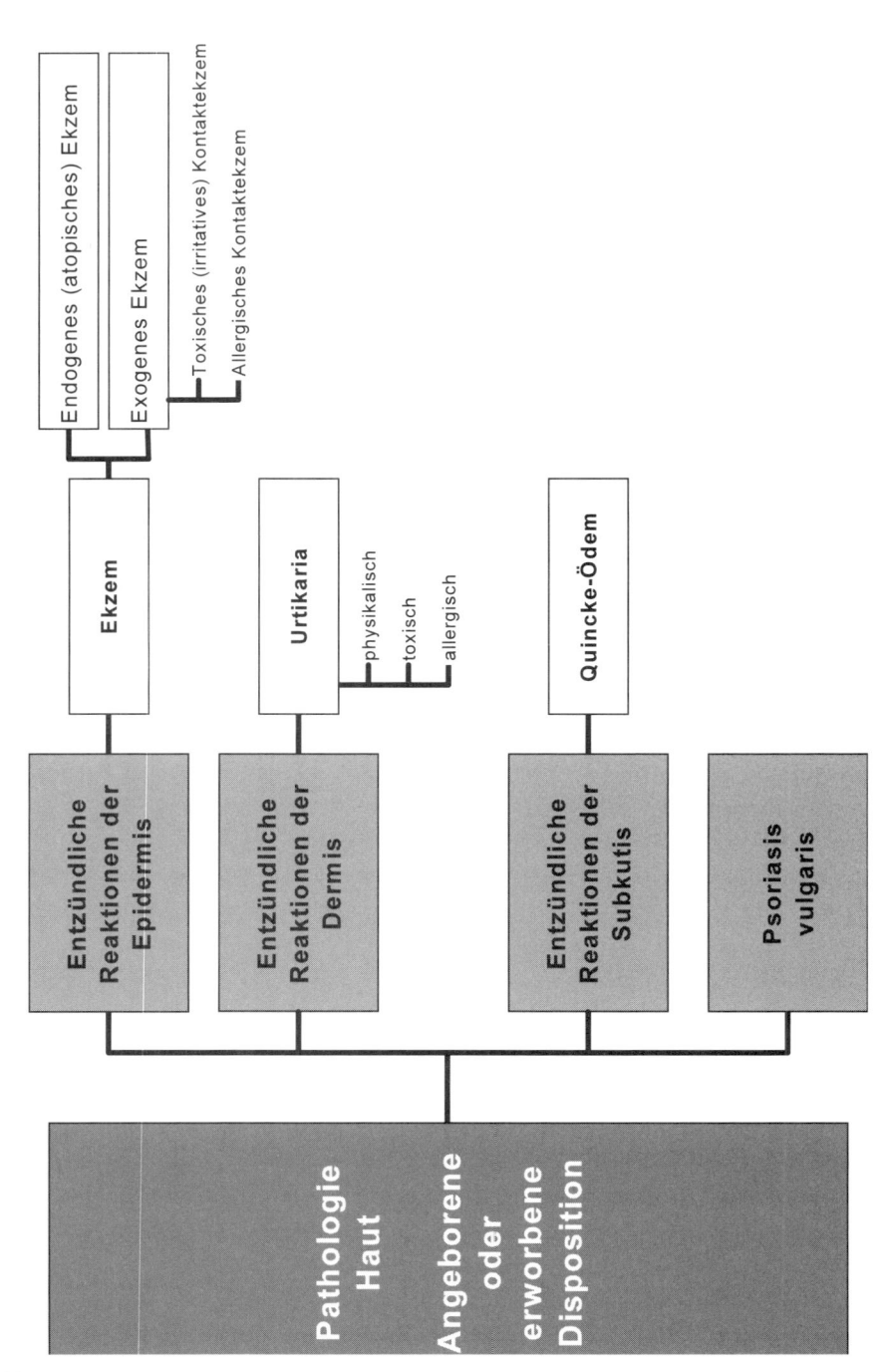

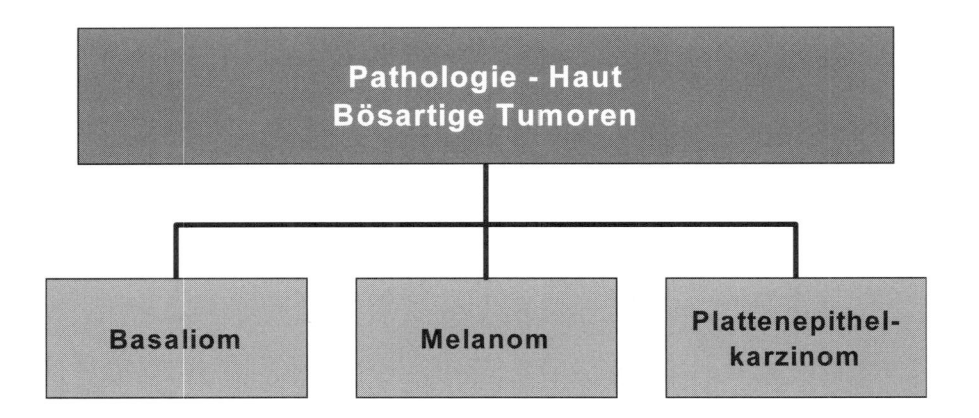

Pathologie - Haut
Bösartige Tumoren

Basaliom

Melanom

Plattenepithel-
karzinom

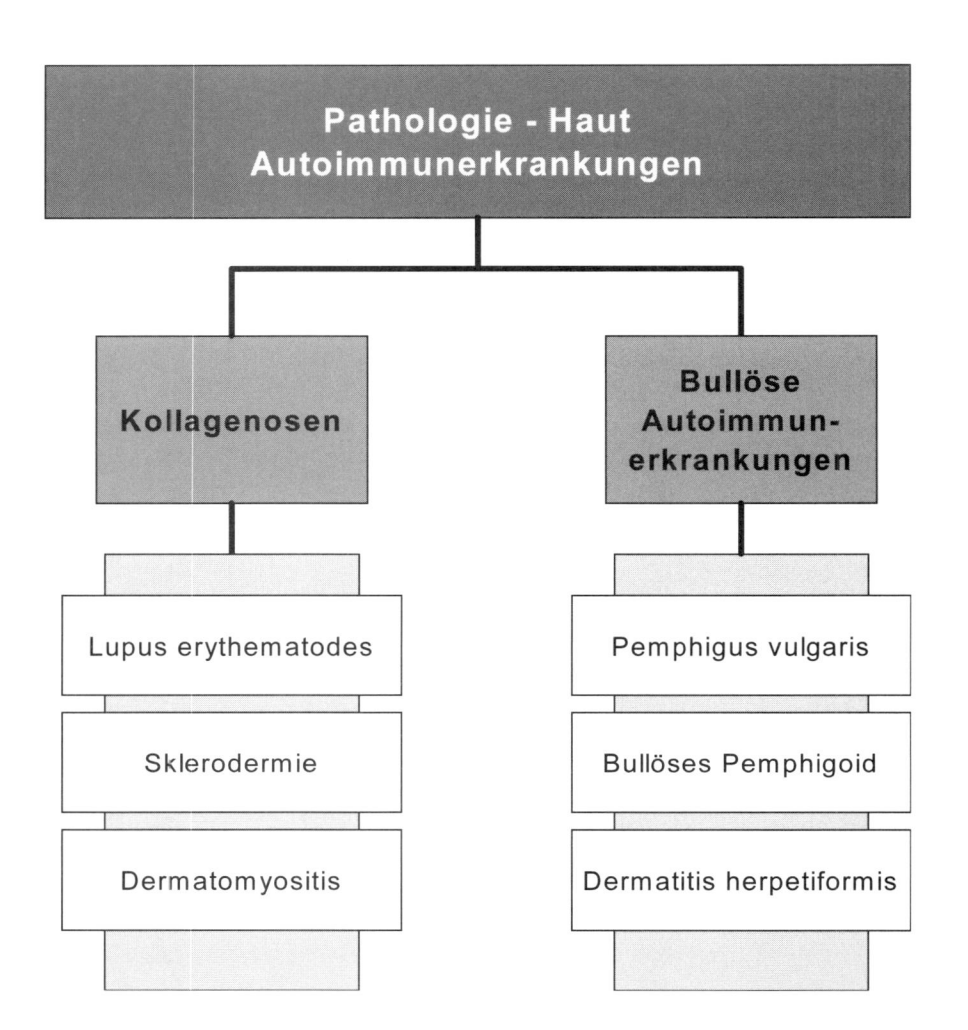

Pathologie - Haut
Autoimmunerkrankungen

Kollagenosen

Lupus erythematodes

Sklerodermie

Dermatomyositis

Bullöse Autoimmunerkrankungen

Pemphigus vulgaris

Bullöses Pemphigoid

Dermatitis herpetiformis

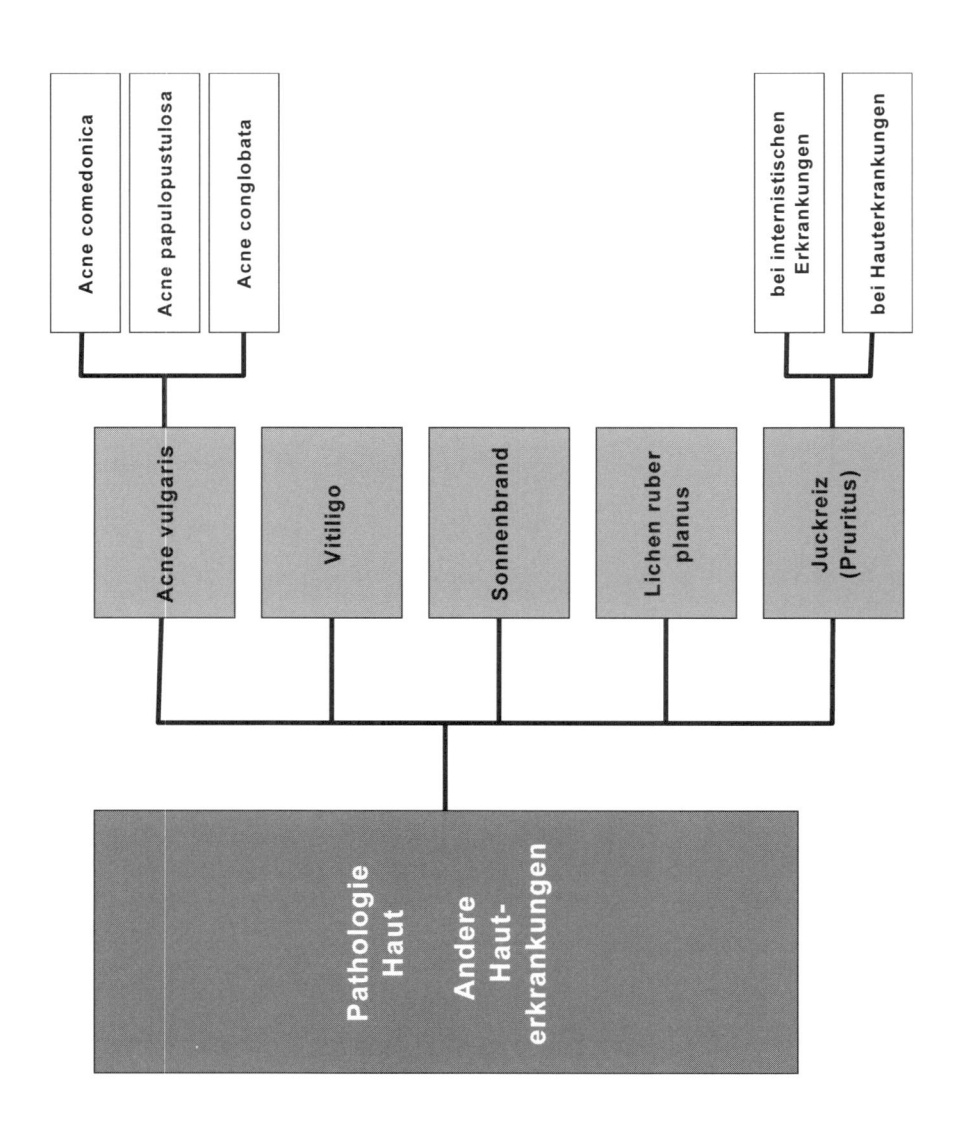

Gynäkologie

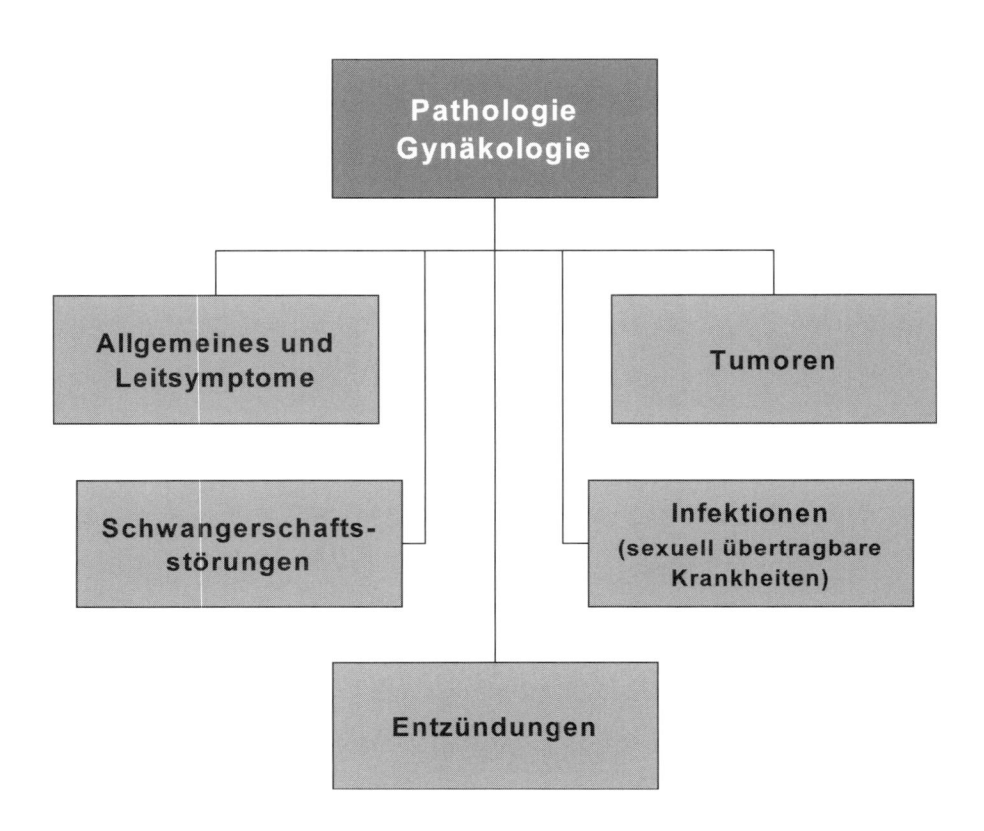

Pathologie - Gynäkologie

Allgemeines und Leitsymptome

Schwangerschaftsstörungen

Extrauteringravidität	Gestationsdiabetes
Hypertensive Erkrankungen	STORCH-Infektionen
Abweichung von der Schwangerschaftsdauer	Sonstige

Entzündungen

Vulva	Adnexe
Vagina	Brust
Uterus	

Infektionen (sexuell übertragbare Erkrankungen)

Bakterien

Syphilis (Lues)

Gonorrhoe (Tripper)

Ulcus molle (Weicher Schanker)

Lymphogranuloma inguinale

Chlamydia trachomatis
(Urethritis, Bartholinitis, Zervizitis, Adnexitis)

Mykoplasmen (Kolpitis)

Sonstige

Viren

Hepatitis B, C

Herpes genitalis

Molluscum contagiosum

Condylomata acuminata

Zytomegalie

HIV-Infektionen

Pilze

Candida-Mykosen

Parasiten

Skabies

Pediculosis pubis

Protozoen

Trichomoniasis

Tumoren

Gutartige Tumoren

Uterus	
Ovar	

Bösartige Tumoren

Vulva	Ovar
Uterus	Mamma

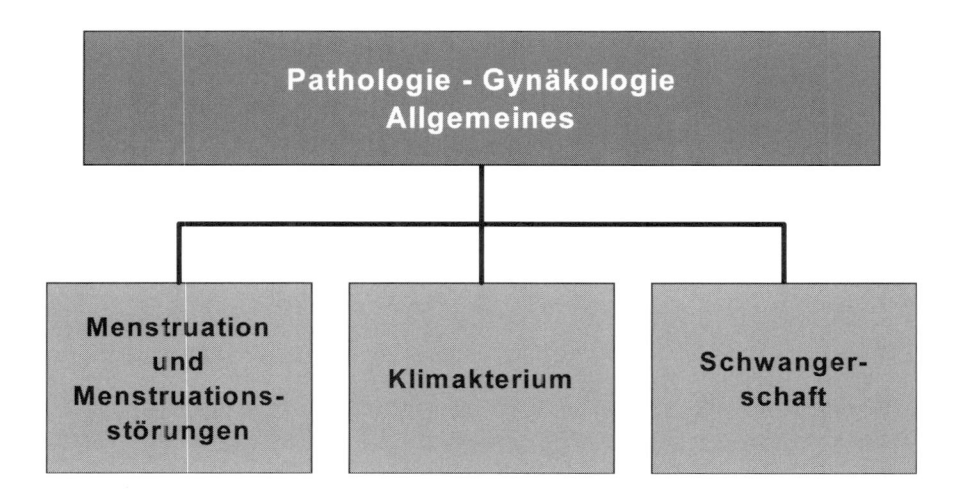

Pathologie - Gynäkologie
Allgemeines

Menstruation und Menstruationsstörungen

Klimakterium

Schwangerschaft

Pathologie - Gynäkologie
Allgemeines - Impfungen in der Schwangerschaft

	Lebendimpfstoff	Tod-Subunitimpfstoffe Toxoide
kontraindiziert	Masern, Mumps, Röteln, Varizellen, Pocken, Tbc	-
unbedenklich	Poliomyelitis (Schluckimpfung, nicht im letzen Schwangerschafts- monat)	Poliomyelitis (Salk) Influenza, Tetanus
nicht kontraindiziert bei Reisen in Endemiegebiete oder bei Kontakt	Gelbfieber, Typhus (oral)	Hepatitis B, Tollwut, FSME, Diphtherie, Cholera, Meningokokken, Pneumokokken

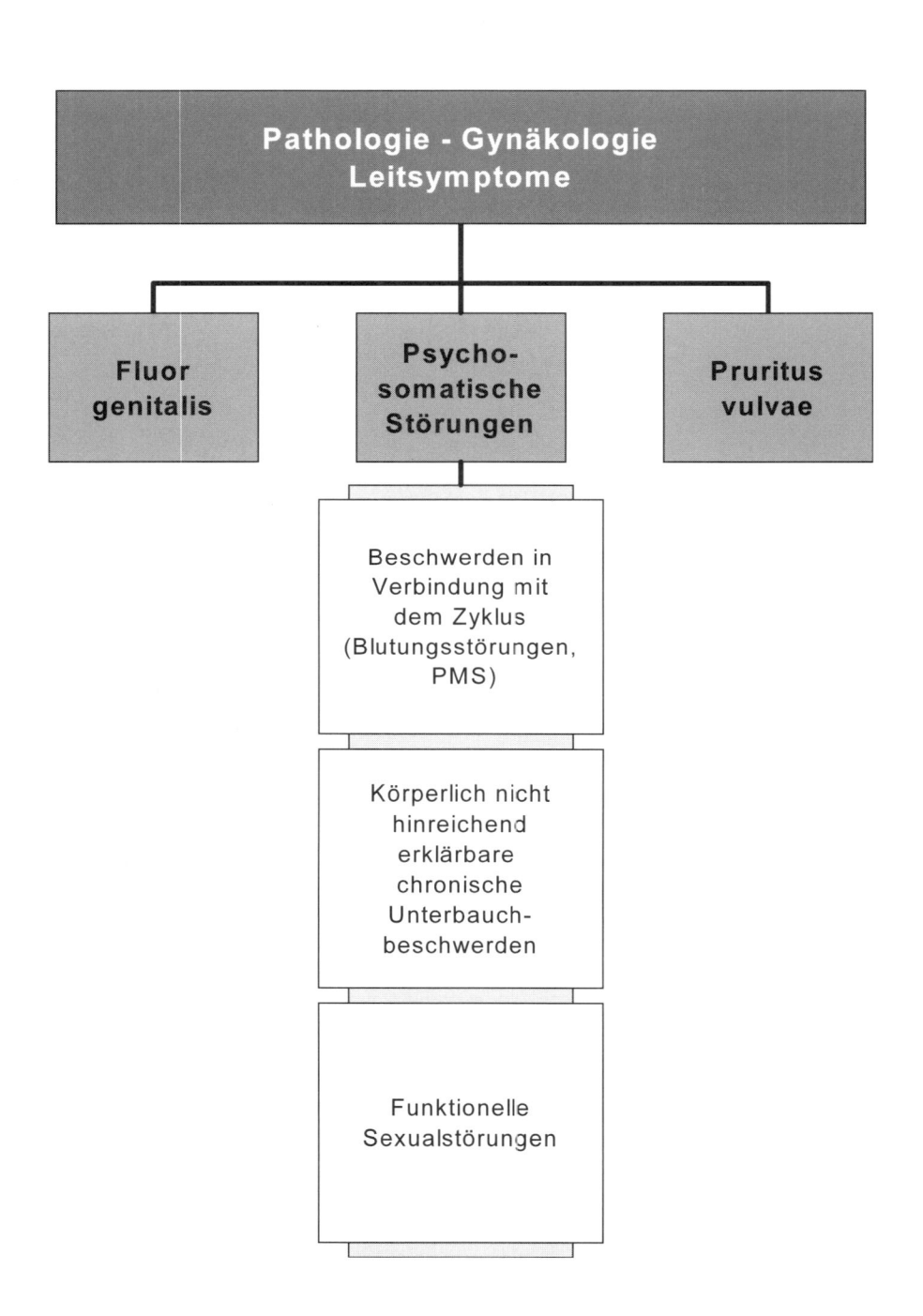

Pathologie - Gynäkologie
Leitsymptome

Fluor genitalis

Psycho-somatische Störungen

Pruritus vulvae

Beschwerden in Verbindung mit dem Zyklus (Blutungsstörungen, PMS)

Körperlich nicht hinreichend erklärbare chronische Unterbauch-beschwerden

Funktionelle Sexualstörungen

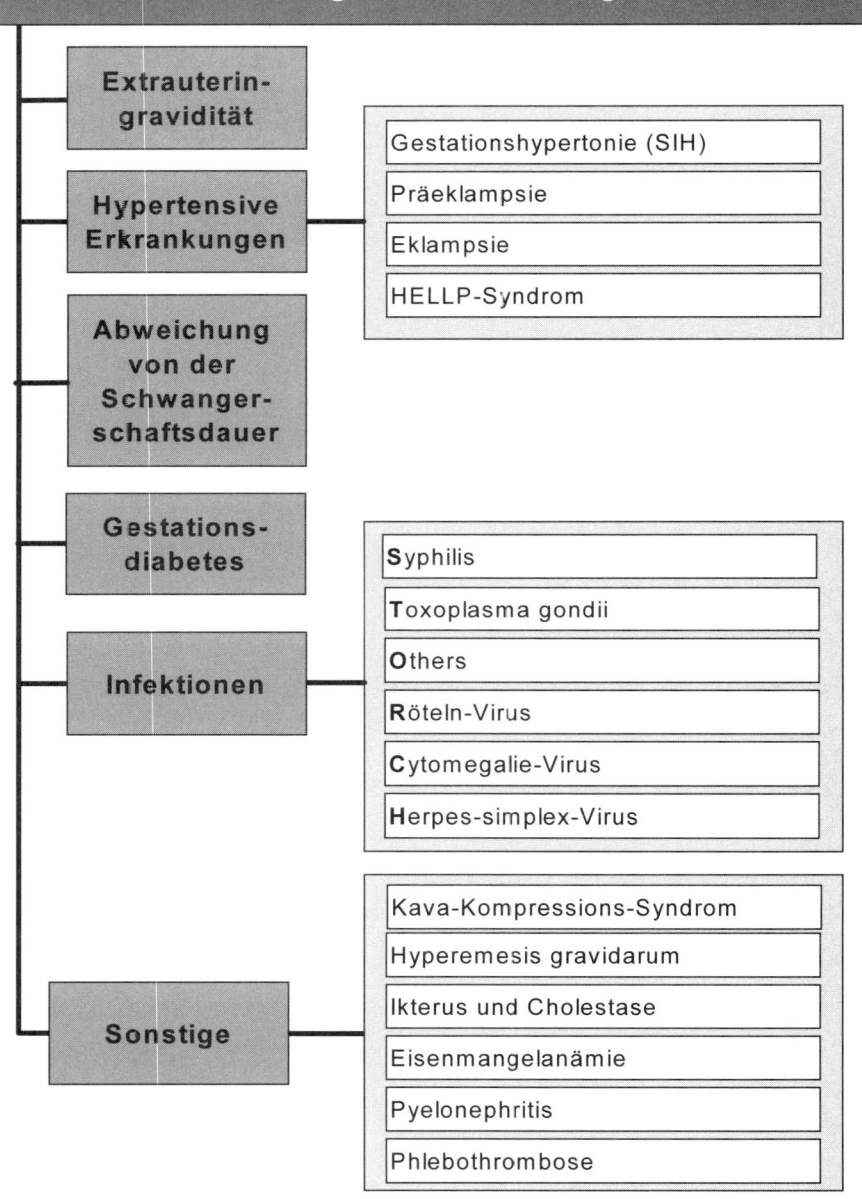

**Pathologie - Gynäkologie
Schwangerschaftsstörungen**

- Extrauteringravidität
- Hypertensive Erkrankungen
  - Gestationshypertonie (SIH)
  - Präeklampsie
  - Eklampsie
  - HELLP-Syndrom
- Abweichung von der Schwangerschaftsdauer
- Gestationsdiabetes
- Infektionen
  - **S**yphilis
  - **T**oxoplasma gondii
  - **O**thers
  - **R**öteln-Virus
  - **C**ytomegalie-Virus
  - **H**erpes-simplex-Virus
- Sonstige
  - Kava-Kompressions-Syndrom
  - Hyperemesis gravidarum
  - Ikterus und Cholestase
  - Eisenmangelanämie
  - Pyelonephritis
  - Phlebothrombose

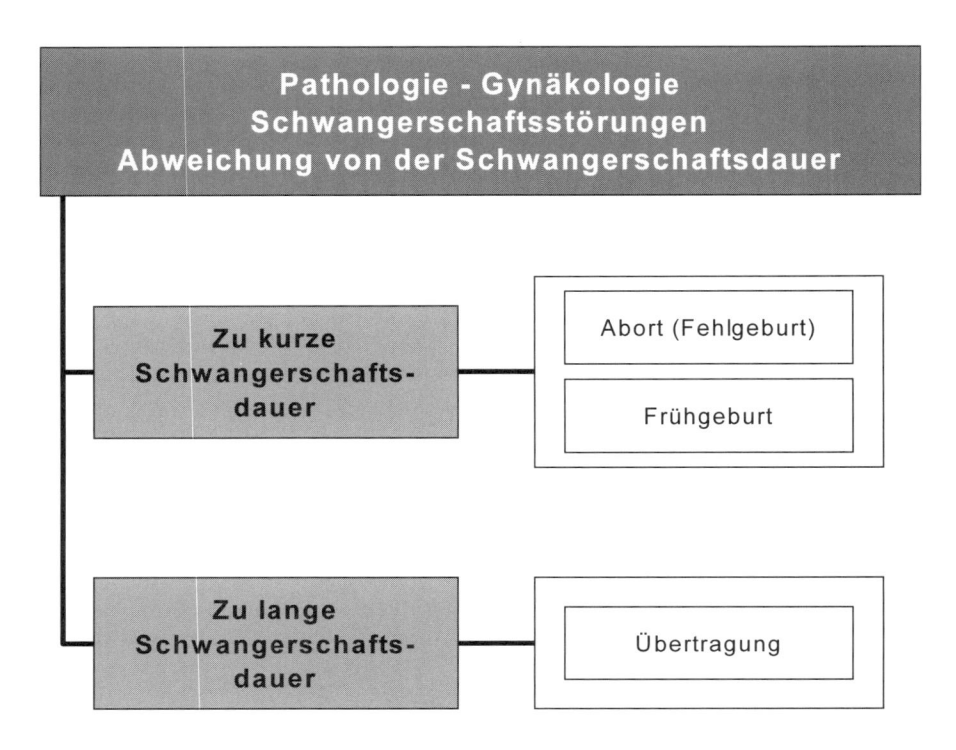

Pathologie - Gynäkologie
Schwangerschaftsstörungen
Abweichung von der Schwangerschaftsdauer

Zu kurze Schwangerschaftsdauer

- Abort (Fehlgeburt)
- Frühgeburt

Zu lange Schwangerschaftsdauer

- Übertragung

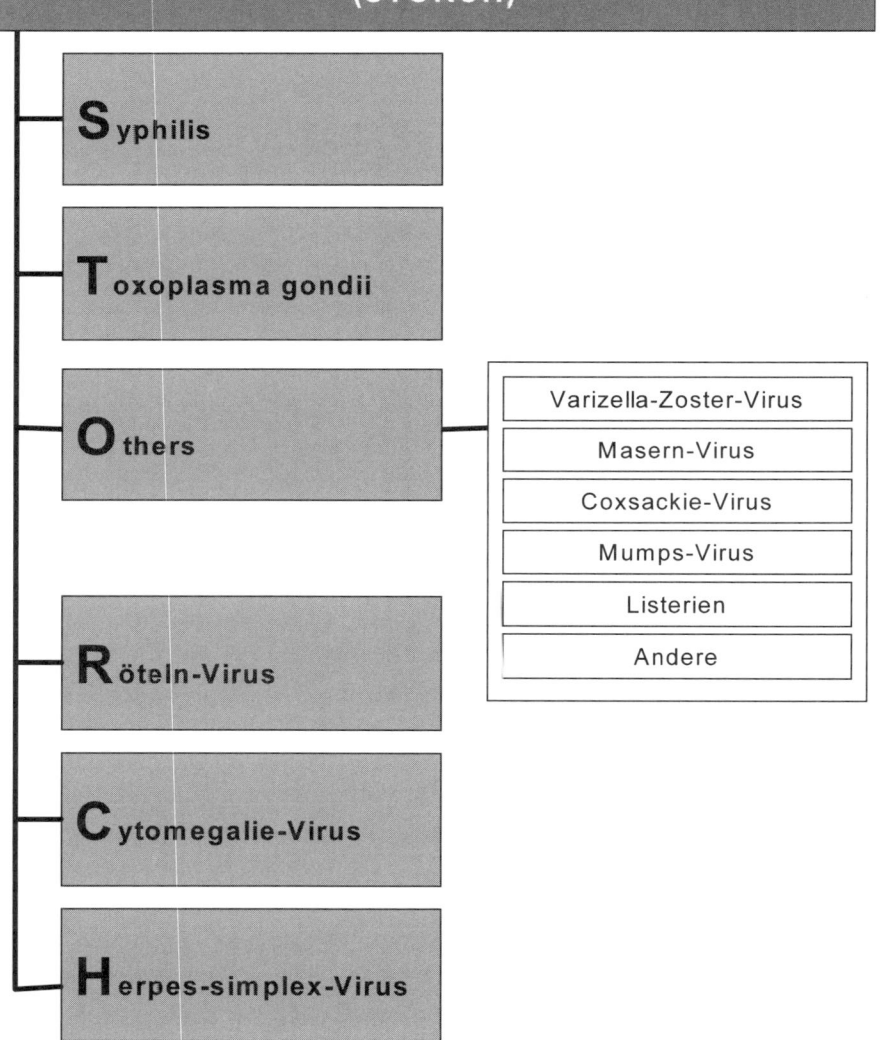

Pathologie - Gynäkologie
Schwangerschaftsstörungen
Infektionen mit Gefahr der Fetalschädigung
(STORCH)

Syphilis

Toxoplasma gondii

Others

- Varizella-Zoster-Virus
- Masern-Virus
- Coxsackie-Virus
- Mumps-Virus
- Listerien
- Andere

Röteln-Virus

Cytomegalie-Virus

Herpes-simplex-Virus

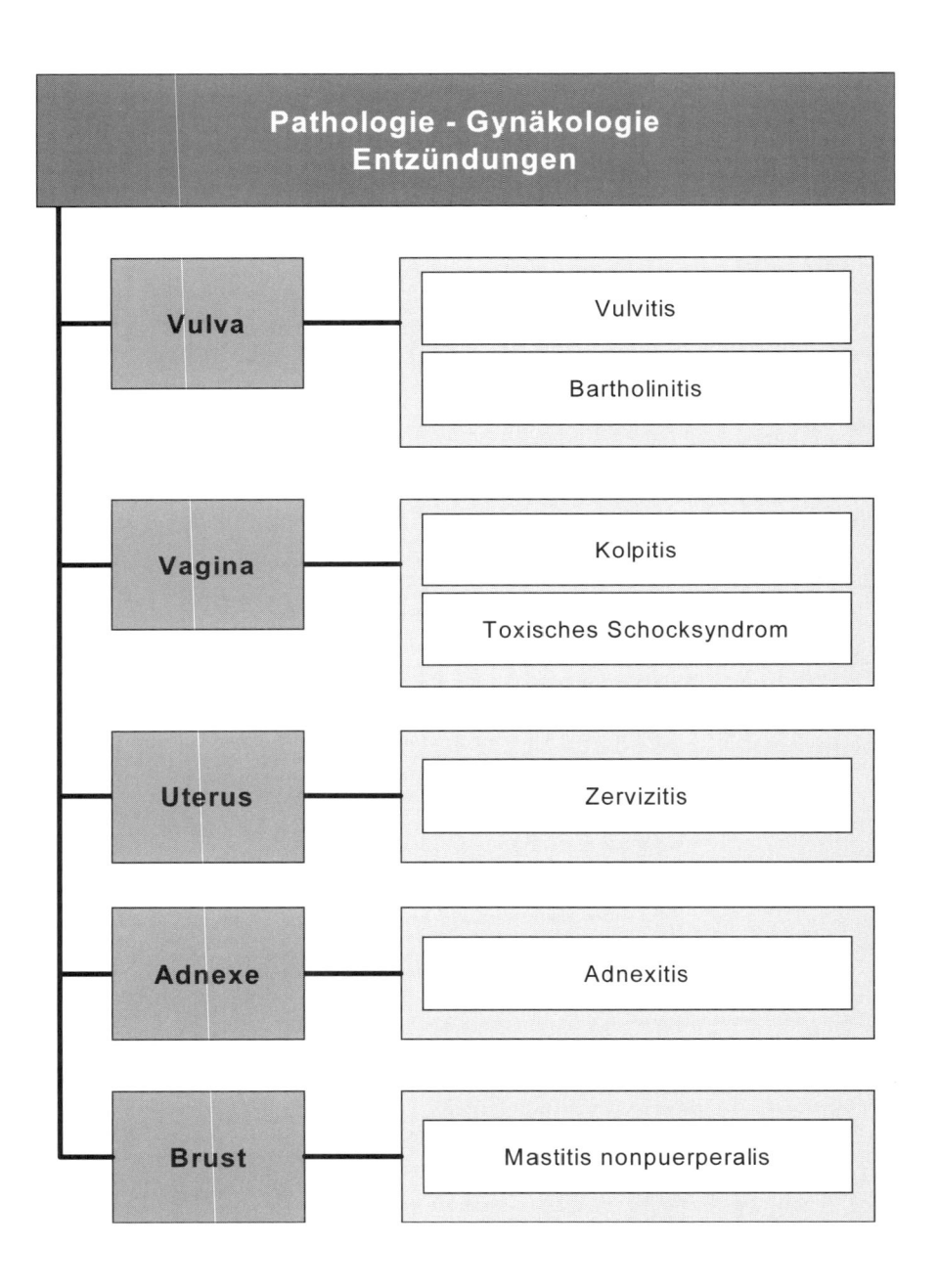

Pathologie - Gynäkologie
Entzündungen

Vulva
- Vulvitis
- Bartholinitis

Vagina
- Kolpitis
- Toxisches Schocksyndrom

Uterus
- Zervizitis

Adnexe
- Adnexitis

Brust
- Mastitis nonpuerperalis

Pathologie - Gynäkologie
Infektionen (sexuell übertragbare Erkrankungen)

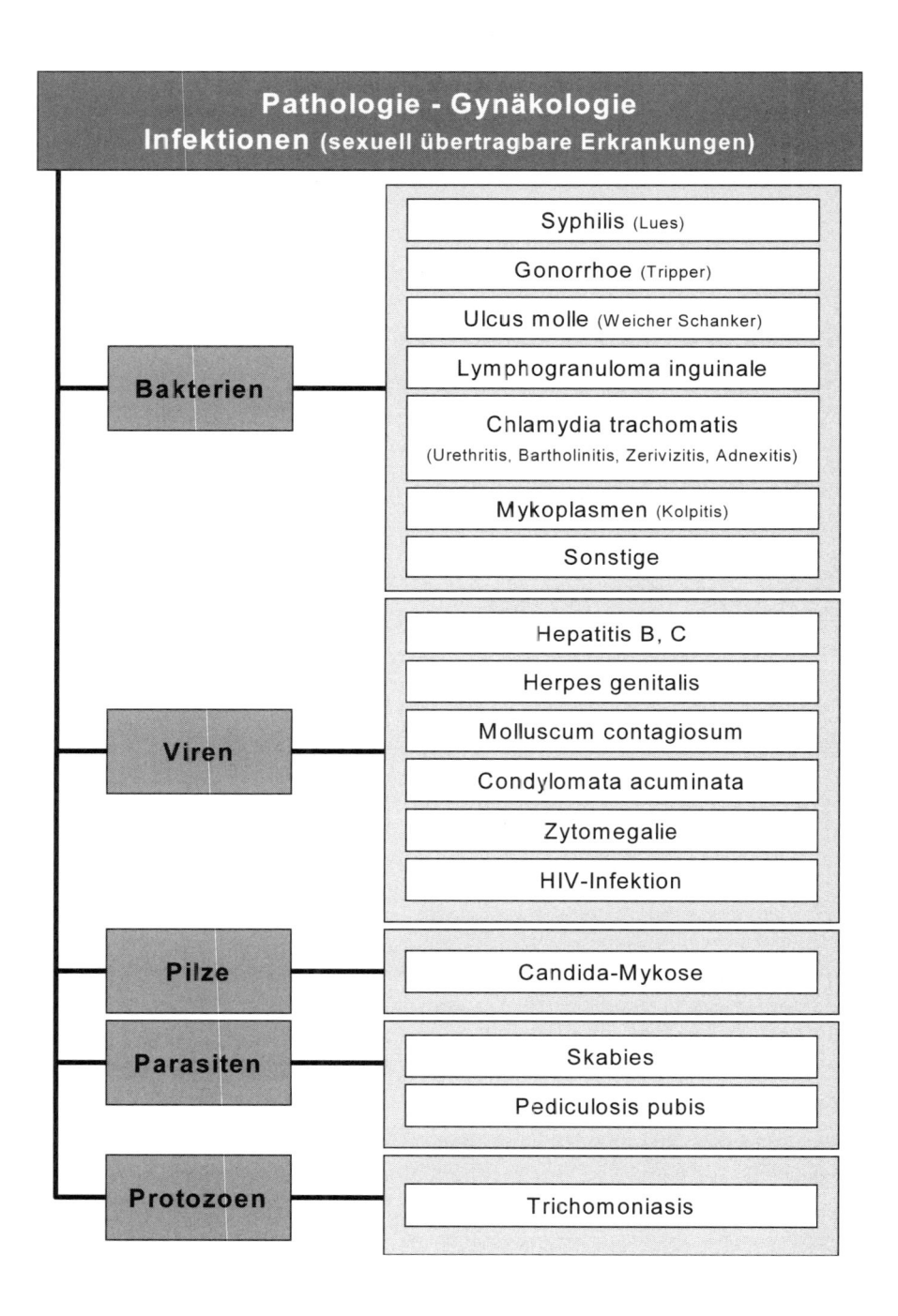

Bakterien
- Syphilis (Lues)
- Gonorrhoe (Tripper)
- Ulcus molle (Weicher Schanker)
- Lymphogranuloma inguinale
- Chlamydia trachomatis (Urethritis, Bartholinitis, Zerivizitis, Adnexitis)
- Mykoplasmen (Kolpitis)
- Sonstige

Viren
- Hepatitis B, C
- Herpes genitalis
- Molluscum contagiosum
- Condylomata acuminata
- Zytomegalie
- HIV-Infektion

Pilze
- Candida-Mykose

Parasiten
- Skabies
- Pediculosis pubis

Protozoen
- Trichomoniasis

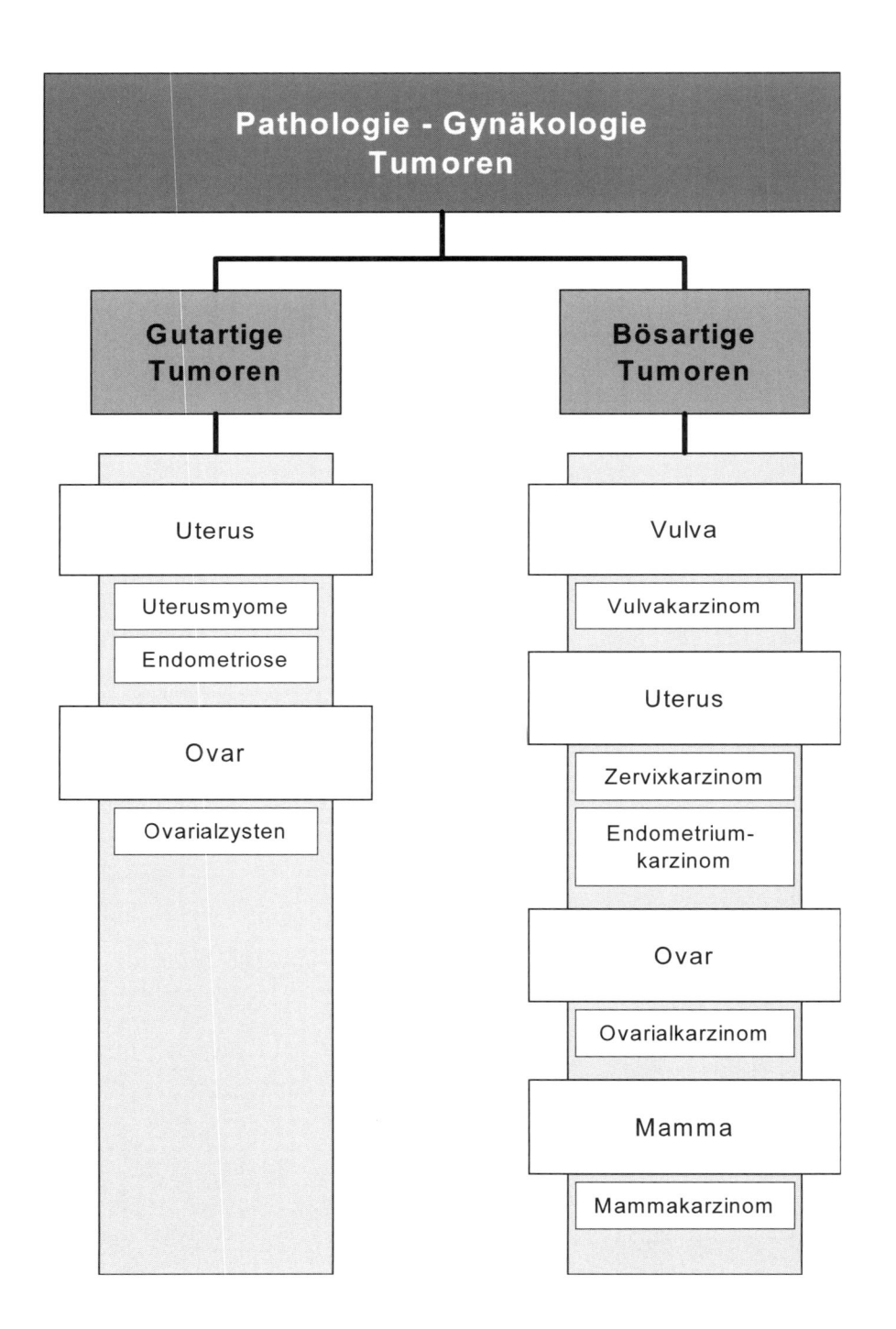

Pathologie - Gynäkologie
Tumoren

Gutartige Tumoren

Uterus
- Uterusmyome
- Endometriose

Ovar
- Ovarialzysten

Bösartige Tumoren

Vulva
- Vulvakarzinom

Uterus
- Zervixkarzinom
- Endometrium-karzinom

Ovar
- Ovarialkarzinom

Mamma
- Mammakarzinom